NOUVEAU MODE

DE TRAITEMENT

DES MALADIES PÉRIODIQUES

FIÈVRES D'ACCÈS, NÉVROSES, NÉVRALGIES, ETC.

Paris. — Imprimerie SCHNEIDER, rue d'Erfurth, 1.

NOUVEAU MODE

DE TRAITEMENT

DES MALADIES PÉRIODIQUES

FIÈVRES D'ACCÈS, NÉVROSES, NÉVRALGIES, &.,

PAR

LE DOCTEUR V. BAUD,

DE BOURGANEUF (CREUSE),

Ex-chirurgien en chef de l'hôpital civil d'Alger, etc.

———◆———

PARIS

CHEZ J.-B. BAILLIÈRE,

LIBRAIRE DE L'ACADÉMIE NATIONALE DE MÉDECINE,

RUE HAUTEFEUILLE, 19,

A LONDRES, CHEZ H. BAILLIÈRE, 219, REGENT-STREET,

A MADRID, CHEZ BAILLY-BAILLIÈRE, CALLE DEL PRINCIPE, 11.

1850

NOUVEAU MODE

DE TRAITEMENT

DES MALADIES PÉRIODIQUES

FIÈVRES D'ACCÈS, NÉVROSES, NÉVRALGIES, ETC.

CHAPITRE I.

HISTORIQUE DE LA DÉCOUVERTE.

Pendant l'été très-chaud de 1847, la commune de Meudon, où j'exerçais alors la médecine, fut soumise à une épidémie de fièvres et de diverses affections paludéennes dont toutes les phases furent évidemment calquées sur celles de l'abaissement de niveau par évaporation des nombreux étangs disséminés sur le territoire de la commune. Bien rares et bien privilégiés furent les malades qui n'eurent pas à lutter, par d'incessants retours à l'usage du sulfate de quinine, contre les incessantes récidives d'une fièvre incoercible.

Je ne fus pas de ce petit nombre, et pourtant c'est avec une consciencieuse vigueur que je m'étais administré le spécifique au début, aussi bien que dans les rechutes multipliées, d'une fièvre tierce, qui m'enlevait à mes malades au moment où je leur étais le plus nécessaire.

A bout de moyens, lisant le fatal : *Medice cura te ipsum!* sur la figure des nombreux récidivés qui gémissaient autour de moi de l'impuissance du quinquina, j'eus recours aux douches d'eau froide, moins désireux encore d'obtenir ma guérison définitive que de faire jouir mes compagnons d'infortune du résultat de ma tentative si elle réussissait. Une seule douche par affusion, prise au moment même du début d'un accès qui s'annonçait très-intense, suffit pour me guérir sans retour. Des cures radicales, un peu moins rapides seulement, furent obtenues sur divers fiévreux, cures dont le docteur Fleury, agrégé à la Faculté, a donné la relation dans une notice adressée l'année dernière à l'Académie des sciences. Tel fut le fait, mais quelle en était la déduction doctrinale?

L'eau froide nous avait-elle guéris à la façon du tonique excitant par excellence, du quinquina en un mot, par l'énergique réaction constitutionnelle qu'elle provoque, ou bien fallait-il attribuer l'honneur d'un tel résultat à l'influence éminemment sédative qu'elle exerce d'une manière immédiate et bien plus constante? Pour des raisons qu'il n'est ni opportun ni indispensable d'exposer ici, j'adoptai le second de ces deux modes d'interprétation. Mais il n'y a donc pas qu'une seule méthode de curation des fièvres? me dis-je, à ce point de mes réflexions ; serait-il vrai qu'ici encore les extrêmes se touchent, que les fièvres peuvent être tout aussi efficacement traitées par les sédatifs du système nerveux que par les toniques excitants du même système? Pour résoudre cette question que je m'étais ainsi posée, je retrouvai dans mes souvenirs une foule de substances ou de formules sédatives, qui toutes ont joui ou jouissent encore d'une certaine réputation fébrifuge plus ou moins bien méritée, depuis l'arsenic jusqu'à la digitale, depuis les amandes amères jusqu'aux araignées. Quelques expériences, tentées alors avec diverses substances exhumées de cet arsenal vieilli, firent passer dans mon esprit à l'état de certitude ce qui n'avait d'abord été qu'une vue hypothétique ; et j'en vins à me dire qu'il serait bien curieux et bien intéressant à la fois de soumettre à la contre-épreuve de l'expérience une formule nouvelle, un médicament nouveau calqué sur cette idée. J'aurais choisi l'acide hydrocyanique ; mais que de dangers certains pour quelques avantages incertains! N'y avait-il pas assez de l'arsenic, que quelques-uns cherchaient à exhumer avec une chaleur de zèle qui n'a d'analogie que dans le zèle déployé par nos romanciers modernes pour réhabiliter le diable.

Tout près de l'acide hydrocyanique par les caractères chimiques, mais à une immense distance par l'innocuité de son action, je rencontrai l'acide hydroferrocyanique, et je l'adoptai ; mais je lui voulais une base, et cette base devait être azotée ; car, sans entraîner mes lecteurs à la suite de mes pérégrinations théoriques et expérimentales dans les phases multiples de mes recherches, je dirai que j'avais remarqué une efficacité plus spéciale et moins inconstante dans celles des substances de cette classe que j'avais retirées, pour les éprouver, de l'arsenal de la science ou des préjugés, gélatine, ammoniaque uni au quinquina, etc. L'urée me sembla la base appropriée si je parvenais à la faire adopter par mon acide, et je me mis à l'œuvre avec ma maladresse de chimiste inexpérimenté, mais aussi avec ma ténacité infatigable d'expérimentateur passionné ; j'y parvins enfin.

Plus tard je confiai mon œuvre, informe encore au point de vue des procédés chimiques, à M. O. HENRY, membre de l'Académie nationale de médecine, etc. Ici commençait l'œuvre expérimentale. J'avais conçu, par une sorte d'intuition analogique, un nouvel agent thérapeutique ; mais le fait répondrait-il à la théorie? ce nouveau sel serait-il bien réellement fébrifuge? aurait-il toutes les qualités du sel de quinquina dépouillé de ses inconvénients? L'expérimentation clinique pouvait seule fournir une solution décisive, je m'y vouai tout entier. De 1847 à 1849 j'ai poursuivi la solution de ce problème, intéressant à tant de titres, de l'ordre le plus élevé ; j'ai poursuivi, dis-je, l'étude pratique du nouvel agent thérapeutique avec toute l'ardeur, toute l'abnégation d'une belle œuvre scientifique et humanitaire à accomplir, mais en même temps avec toute la sévérité d'analyse qu'exigeait une telle recherche.

Au mois de mars 1850, grâce à mes pèlerinages scientifiques en diverses contrées marémateuses, grâce à la bienveillante coopération de nombreux confrères de diverses contrées, j'avais recueilli cent soixante faits saillants, tous de nature à faire accepter mes convictions par le public médical. Je réunis dans un long travail la formule de mon nouveau sel, ses titres médicaux, l'histoire détaillée des nombreux cas où il avait été employé soit par moi, soit par d'honorables confrères, et je déposai ma récolte sur le bureau de l'Académie de médecine, en la priant de vouloir bien contrôler mes doctrines et surtout mes expériences.

La question que je soumettais à cette illustre société savante était palpitante d'actualité; mes maîtres venaient de me donner une haute marque de leur bienveillante estime en me votant les remercîments académiques et l'insertion aux mémoires pour le travail que je leur avais soumis sur les maladies des femmes et sur lequel avait jeté quelque illustration la longue et brillante discussion dont il avait été l'objet : ma nouvelle communication fut accueillie avec faveur; une commission fut nommée, composée d'abord de :

MM. BRICHETEAU, médecin de l'hôpital Necker, président
    de l'Académie de médecine ;

    ORFILA, professeur de chimie de la Faculté ;

    BOU-QUET, secrétaire des bureaux de l'Académie.

A sa séance suivante, l'Académie, pénétrée de l'importance du sujet, adjoignit à cette commission deux nouveaux commissaires :

MM. SERRES, médecin de l'hôpital de la Pitié ;

    ANDRAL, médecin de l'hôpital de la Charité.

Des expériences furent immédiatement commencées à l'hôpital Necker, à la Pitié, en ville, et plus tard à la Charité. Trente observations, recueillies avec toute la sévérité expérimentale qu'on avait droit d'attendre en une telle question et de tels expérimentateurs, confirmèrent pleinement les résultats énoncés dans mon Mémoire et firent naître dans l'esprit de mes juges des espérances d'autant plus flatteuses, que les malades qu'ils avaient soumis au nouveau mode de traitement revenaient presque tous d'Afrique, d'où les chassaient des fièvres intermittentes rebelles au sulfate de quinine; que presque tous ils se trouvaient dans les circonstances éminemment défavorables, si judicieusement décrites dans la notice suivante fournie à la commission par M. Becquerel, médecin du bureau central, chargé du service de M. Serres, à la suite des observations recueillies par lui à la Pitié.

« Les fièvres intermittentes, qui se développent à Paris sur les individus de la classe ouvrière et qui sont admises dans les hôpitaux, se présentent dans des conditions différentes.

« Les unes se sont développées et ont été créées en quelque sorte à Paris, ou n'ont été que la récidive de fièvres ayant existé à une autre époque. En pareil cas, ces malades étant admis dans les hôpitaux, il arrive souvent que trois à quatre jours de repos, sans médicaments, suffisent pour faire cesser spontanément les accès. Chez d'autres, l'administration d'un vomitif (ipéca ou tartre stibié), ou d'un purgatif, jointe au repos, est nécessaire pour la cessation de ces mêmes accès.

« Lors donc qu'on veut expérimenter un médicament ou un agent thérapeutique quelconque contre une fièvre intermittente, et lorsqu'on agit dans un hôpital, il faut commencer par laisser reposer les malades, leur administrer un vomitif, puis un purgatif, et lorsque les accès de fièvre intermittente persistent après, on peut être certain que l'on a affaire à une fièvre intermittente d'une certaine intensité et tenace.

« C'est ainsi que j'ai procédé lorsque j'ai voulu expérimenter

l'acide arsénieux d'après la méthode de M. Boudin. Toutes les
fois que je l'ai administré d'emblée, et sans le faire précéder
de l'administration d'un vomitif et d'un purgatif, j'ai constamment échoué ; tandis que dans le cas contraire, et c'est toujours ainsi qu'agissait M. Boudin, l'acide arsénieux réussissait.
L'expérience m'a appris plus tard, ainsi que je l'ai dit tout
à l'heure, que la seule administration de ces agents perturbateurs eût, la plupart du temps, suffi pour faire disparaître
les accès de fièvre intermittente.

« Depuis quelques mois, il s'est présenté dans les hôpitaux de
Paris un grand nombre de fièvres intermittentes très-intenses,
développées chez des individus qui arrivaient des colonies
fondées en Afrique, ou qui avaient travaillé aux travaux de
terrassement et d'assainissement tentés en Sologne. Un grand
nombre de ces individus en étaient affectés depuis longtemps,
depuis plusieurs mois ; chez quelques-uns elles récidivaient
pour la troisième ou quatrième fois. En même temps, les
individus atteints présentaient une cachexie, véritable indice
d'une intoxication paludéenne plus ou moins profonde.

« C'est ainsi que la plupart présentaient une teinte cachectique jaunâtre de la peau, un bruit de souffle au premier
temps du cœur, un bruit de souffle intermittent dans les carotides ou continu dans les jugulaires, des palpitations, un peu
de dyspnée, un affaiblissement général ; plus rarement enfin,
mais quelquefois cependant, l'altération était plus profonde
encore, et il existait une disposition aux hydropisies cachectiques (par diminution de l'albumine du sérum). Dans tous
ces cas, il existe souvent un développement consécutif plus
ou moins considérable de la rate.

« Pour avoir une opinion bien formée sur l'effet d'un médicament contre les accès de fièvre intermittente, ce sont des
cas de ces dernières catégories qu'il faut choisir ; ce sont, en
un mot, des cas avec cachexie commençante et qui ont résisté à un repos de quelques jours et à l'emploi d'un vomitif
et d'un purgatif. C'est ainsi que j'ai opéré pour expérimenter

le médicament nouveau introduit par **M. Baud** dans la matière médicale.

« Onze malades ont été soumis à l'emploi de l'hydroferrocyanate d'urée; tous, à l'exception d'un seul, avaient contracté leur maladie en Afrique ou en Sologne.

« Il y avait neuf hommes et deux femmes : cinq fièvres quotidiennes, quatre fièvres tierces, une fièvre double tierce, une fièvre quarte.

« Les détails relatifs à la fièvre, à ses conditions de développement, à sa durée, à son intensité, sont consignés dans les observations jointes à cette note et recueillies par M. Hattier, interne du service.

« Un certain nombre avaient déjà été traités à plusieurs reprises par le sulfate de quinine, ce qui n'avait pas empêché à l'arrivée à Paris, et par conséquent malgré le changement d'air, la récidive de fièvres intermittentes contractées soit à Alger, soit en Sologne. » (Voir p. 64 aux *Pièces justificatives*.)

Ces trente observations confirmatives des cent soixante contenues dans mon Mémoire, formaient à mon nouveau mode de traitement des fièvres intermittentes·un cortége de preuves plus nombreuses et non moins concluantes que celles qui ouvrirent au sulfate de quinine les portes du monde scientifique (1). Mes commissaires, impatients d'enrichir le domaine médical d'une aussi précieuse découverte, estimèrent que le moment était venu de présenter à la grande famille médicale cet enfant de mes œuvres légitimes, par leur publique adoption.

Un seul d'entre eux ajourna à un terme beaucoup plus éloi-

---

(1) Le Mémoire lu à l'Académie des sciences, au mois de mars 1821, par M. Chomel, chargé de l'expérimentation du sulfate de quinine, qui venait d'être découvert par MM. Pelletier et Caventou, contient treize faits. De ces treize, dit le rapporteur, dix ont été guéris, deux n'ont éprouvé que de l'amélioration, un n'a obtenu aucun résultat.

gné le rapport signé par ses collègues, et émit le vœu que,
dans une question d'une telle importance, un appel fût fait à
l'expérimentation , non-seulement des praticiens de Paris,
mais encore de tous ceux que leur position met à même d'observer et de traiter le plus fréquemment les fièvres intermittentes.

Mes convictions étaient trop chaleureuses et appuyées sur
de trop solides bases ; j'attachais un trop grand prix à une
nouvelle approbation publiquement proclamée des aînés de
la science, pour que cet ajournement ne dût pas froisser d'a-
bord mes légitimes espérances, je l'avoue ; mais la réflexion a
fait taire les excitations de mon impatience d'auteur, et j'ai
éprouvé un grand orgueil de me voir convoqué, pour répondre de mon œuvre, devant un aussi imposant jury que celui de l'universalité des médecins de mon pays ; ce n'est donc
plus seulement l'Académie de médecine que j'appelle à juger
mon nouveau mode de traitement des maladies périodiques,
ce sont tous mes confrères des départements, constitués en un
grand jury par la lettre suivante de M. le ministre du commerce sur les observations de l'Académie de médecine.

Paris, le 25 mai 1850.

« Monsieur,

« L'Académie nationale de médecine, à laquelle j'avais de-
« mandé un avis sur le mérite du spécifique par vous pro-
« posé contre les fièvres intermittentes, vient de me répondre
« que des expériences, commencées à la Pitié, à l'hôpital
« Necker, en ville et à la Charité, ont donné des résultats sa-
« tisfaisants ; que des faits déjà nombreux venaient à l'appui
« de ceux que vous avez relatés ; mais que, dans une question
« si importante, toute solution exigeait une expérimentation
« prolongée et répétée, et que la commission chargée de
« suivre les expériences avait, en conséquence, reconnu la

« nécessité de faire un appel aux médecins qui exercent en
« France dans les contrées marécageuses.

. . . .

« Recevez, etc.

« Le ministre de l'agriculture et du commerce,

« Signé : DUMAS. »

Que cet appel soit donc entendu, surtout par les hommes
de dévouement et de labeur qui ont à disputer des populations,
les plus pauvres presque toujours, aux désastres des endémies paludéennes. Mieux encore que leurs confrères de Paris,
ville presque complétement indemne des fièvres intermittentes, ils savent les misères de ces nombreuses victimes de
maladies, sinon instantanément graves et mortelles, au moins
graduellement désorganisatrices et productrices de l'abâtar-
dissement physique et moral des habitants des contrées fié-
vreuses ; mieux que leurs confrères de Paris, qui, presque
toujours, perdent de vue à leur sortie des hôpitaux les sujets
guéris par le sulfate de quinine, ils savent la courte échéance
, de la plupart des guérisons obtenues par l'usage du sel de quinquina ; mieux que leurs confrères de Paris, ils savent combien le sulfate de quinine est devenu une arme infidèle, depuis
surtout que son haut prix a encouragé sa falsification. Plus
souvent qu'eux, enfin, ils ont eu à gémir de la pauvreté des
fébricitants en face de la cherté toujours croissante de l'an-
tifébrile.

C'est donc surtout à la compétence et aux aspirations de
tels juges que je fais appel ; ou, s'il faut dire toute ma pensée,
franchissant d'un bond toute la distance qui sépare l'intuition
théorique de la consécration expérimentale, offrant comme
appoint à la légitime réserve de mes confrères la certitude
qui ressort d'un faisceau de faits aussi nombreux, aussi con-
cluants, recueillis dans des contrées et des conditions si diverses, contrôlés et confirmés par des expérimentateurs si

graves, je regarde en face les immenses conséquences de cette vaste popularisation du nouveau traitement des fièvres, et je dis à mes confrères sans nulle vanité de mon œuvre, mais avec le sentiment de l'importance du but que je leur propose de poursuivre avec moi, je leur dis ceci :

Nul, plus que le dévoué praticien des campagnes, n'a plus d'entraînement pour les questions qui intéressent l'amélioration du sort des populations rurales : nul, plus que le médecin digne de ce nom, ne se préoccupe plus vivement des grands intérêts de nos finances et de notre commerce national; eh bien, il y a une part pour tous ces intérêts dans l'accomplissement de l'œuvre que j'ai poursuivie seul d'abord, à laquelle j'ai convié ensuite l'Académie de médecine, à laquelle je convie maintenant tous mes confrères, en l'agrandissant ainsi de toute la hauteur d'un tel jury pour une telle cause.

Loin de moi la pensée de nier l'immense progrès qu'accomplirent la science et surtout l'art médical le jour où fut découvert et obtenu le principe actif du quinquina ; loin de moi l'inspiration partiale de m'inscrire en ingrat contre les immenses services qu'a rendus et que rend encore tous les jours le sulfate de quinine; mais, toutes réserves faites sur ses mérites incontestables, qu'il me soit permis de démontrer qu'il laisse encore beaucoup à désirer au point de vue des importants intérêts au nom desquels je fais appel à mes confrères.

1° Au point de vue thérapeutique :

Il n'est pas douteux que l'alcaloïde du quinquina agisse sur les organes à titre de tonique nerveux énergique; aussi, sans adopter dans toute son exagération le reproche qui lui est fait par le public d'irriter le tube gastro-intestinal à un haut degré, serons-nous obligé d'avouer que, sous ce rapport et pour peu que ce tube soit dans des conditions prédisposantes, nous sommes contraint de nous imposer comme devoir restrictif une grande réserve; et, certes, sur le grand nombre de fébricitants qui se plaignent que le sulfate de quinine, qu'on leur a donné d'une main prodigue, leur a fatigué l'estomac, il en est une bonne part chez lesquels il serait difficile de ne pas faire remonter de tels désordres jusqu'à la cause que leur assigne le patient.

Grâce sans doute aussi à ce même mode d'action thérapeutique, qui de nous n'a eu à observer, à la suite de l'administration du sulfate de quinine à doses un peu élevées, divers phénomènes de perturbations nerveuses plus inquiétantes il est vrai pour le malade que pour le médecin, mais qui, passagers en général, n'en persistent pas moins dans certains cas, sinon toujours au moins un très-long temps, étourdissements, vertiges, tintements d'oreilles, perturbation des fonctions sensoriales et spécialement de l'ouïe, etc.

S'il est de principe, bien moins absolu pourtant aujourd'hui qu'autrefois, généralement déserté d'ailleurs dans les cas pernicieux, d'administrer le sulfate de quinine à la plus grande distance possible du plus prochain accès, c'est moins encore peut-être en raison de ce qu'une absorption ainsi plus complète répond mieux d'une plus complète efficacité qu'en conséquence du mode d'action de ce sel tonique, excitant capable ainsi d'aggraver d'abord la manifestation fébrile contre laquelle il est destiné à agir.

Sous la pression de cette crainte, que de fièvres ont poursuivi librement leur cours, qui avaient été jugées continues ou symptomatiques quand elles n'étaient que rémittentes, c'est-à-dire consanguines des intermittentes ! Que de fièvres pernicieuses ont accompli leur funeste évolution, emportant sans retour la fugitive opportunité de l'emploi du seul médicament qui pût prévenir le fatal dénoûment.

Cette imperfection est notable, mais elle n'est pas la seule; le sulfate de quinine est tellement dénué de son efficacité ordinaire dans les fièvres quartes, qu'il est généralement admis qu'il faut lui préférer le quinquina, et surtout le quinquina uni à l'ammoniaque.

Il est rare qu'un malade, débarrassé une première fois d'une fièvre intermittente par la quinine, ne soit pas obligé de lutter une seconde, une troisième, une cinquième fois par le même moyen contre l'opiniâtre retour de son mal ; faut-il en accuser le fait de nouvelles contractations, ou faut-il en conclure que l'activité du sulfate de quinine ne va pas jusqu'à la curation intégrale de la maladie: que le médicament, en un mot, ne détruit pas le principe morbide dont la fièvre n'est que le mode de manifestation ; mais que tout simplement il incite dans le système nerveux général un certain degré de réaction supérieur à la manifestation fébrile, et capable de la masquer pendant un temps presque constamment le même, de huit à quinze jours? Cette hypothèse pourra paraître hasardée. Quant au fait en lui-même de la fréquence des rechutes, il ne peut être nié, et, en faisant passer sur le compte d'une nouvelle contractation de la fièvre endémique tous ceux de ces cas qui appartiennent aux fébricitants repris de leur mal dans les mêmes conditions d'habitudes et d'habitation où ils avaient été pris antérieurement, il reste au moins pour le compte des rechutes tous ceux, et ils sont nombreux, qui ont été repris de leurs fièvres après avoir quitté une contrée marémateuse pour aller habiter des contrées exemptes de fièvres.

Ainsi donc, au point de vue thérapeutique, le sulfate de quinine a des titres brillants, mais il y a des taches dans son soleil.

2°. Au point de vue social, économique, national :

On peut dire d'une manière générale que les classes les plus pauvres sont celles qui payent le plus large tribut aux endémies et aux épidémies paludéennes ; et pour mille raisons, fournies par le plus sommaire examen des conditions hygiéniques spéciales à l'habitant pauvre de nos campagnes, on présumerait, si on ne le savait, qu'il en doit être ainsi ; or, le sulfate de quinine, qui fut toujours très-cher, même quand il le fut le moins, augmente successivement de prix dans une proportion dont on ne peut prévoir les limites (1), et offre pa-

(1) Le sulfate de quinine coûte aujourd'hui 800 fr. le kilogramme. Sans

rallèlement une plus riche part à la fraude, fraude criminelle
qu'il faut sans doute rendre responsable des nombreux mé-
comptes qu'en général on a éprouvés partout cette année dans
le traitement des épidémies paludéennes qui ont sévi sur la
plus grande partie de nos populations rurales.

Si le sulfate de quinine pèse lourdement sur le pécule des
victimes de la fièvre, il occupe aussi une large part dans les
charges du budget de l'État, et des sommes importantes sont
consacrées annuellement à approvisionner de ce médicament
nos colonies, notre marine, nos hôpitaux militaires (1).

Enfin, grâce au monopole des quinquinas par les Anglais,
notre industrie nationale ne peut se les procurer qu'en échange
de sommes non moins importantes, et, grâce encore à ce monopole, il n'est pas impossible de prévoir telles circonstances
politiques qui nous priveraient de cette ressource, quelque oné-
reuse qu'elle soit.

Et si toutes ces lacunes n'étaient depuis longtemps senties
et proclamées par d'autres que par moi, si de fréquents mé-
comptes, dus sans doute, je le répète, plus encore à la sophis-
tication qu'à l'impuissance du sel de quinquina, n'avaient fait
émettre par nous tous, hommes de pratique, le vœu qu'un
nouvel anti-périodique vînt réclamer une part, sinon de la
gloire scientifique, au moins du vaste domaine thérapeutique
de son aîné, n'aurions-nous pas tous accueilli par une cla-
meur de réprobation l'exhumation des catacombes thérapeutiques du plus redouté des poisons, de l'agent chimique dont
la popularisation, à titre de fébrifuge, entraînerait les plus
graves désordres sociaux, que ne pourraient lui faire pardonner ni l'efficacité la plus constante, ni le certificat que nul n'o-

pouvoir arrêter définitivement le prix de revient de *l'hydroferrocyanate de
potasse et d'urée*, je crois pouvoir assurer qu'il sera au moins HUIT FOIS moindre
que celui du sulfate de quinine.

(1) Le prix d'achat du sulfate de quinine, pour nos armées de terre et de
mer, figure annuellement au budget de la guerre pour une somme de plus
de 200,000 francs.

2

serait lui signer d'une innocuité absolue, sinon pour le présent, au moins pour l'avenir du fébricitant, de l'arsenic en un mot?

Maintenant ai-je trouvé ce que tous appelaient de leurs vœux, depuis ces dernières années surtout, un nouvel agent thérapeutique qui réunisse tous les avantages du sulfate de quinine sans en offrir les inconvénients ? Cette démonstration, je ne puis la faire ici que par des chiffres raisonnés. Praticien, je connais trop le prix du temps de mes confrères pour leur exposer en détail les cent soixante observations relatées dans mon Mémoire à l'Académie, grossies depuis des trente observations recueillies par les commissaires ; homme d'étude sévère, j'apprécie trop leurs justes susceptibilités pour les convier à mes convictions avant d'avoir mis sous leurs yeux les titres pratiques sur lesquels elle se fonde.

Ces titres sont contenus dans le résumé statistique qui va suivre.

CHAPITRE II.

STATISTIQUE EXPÉRIMENTALE.

160 faits sont relatés *in extenso* dans mon Mémoire à l'Académie. Sur ce nombre, 67 ont été recueillis par des médecins désintéressés dans la question, à Lyon, à Bordeaux, en Algérie, en Sologne, en Alsace, dans les départements de Seine-et-Oise et de la Seine, etc. Les 95 faits tirés de ma propre pratique ont été observés à Paris, dans le département de Seine-et-Oise, en Algérie, dans le département de la Creuse.

Ces 160 faits se décomposent ainsi :

Fièvres quotidiennes.	59
— tierces.	41
— quartes.	25
— à type indéterminé. . .	15
— pernicieuses.	4
— rémittentes.	25
— intercurrentes. . . .	7
Névralgies intermittentes. . .	6
Diarrhée intermittente. . . .	1
Hémorragies avec intermittence.	1
	160

Ce chiffre s'est grossi, entre les mains des commissaires nommés par l'Académie, de 50 nouvelles observations recueillies dans les grands hôpitaux de Paris, et qui se décomposent comme il suit :

Fièvres quotidiennes. .	12
— tierces. . .	15
— double-tierces .	1
— quartes. . .	4
	50

Ces 50 dernières observations sont fournies presque toutes par des individus qui avaient contracté leurs fièvres dans des contrées essentiellement marémateuses.

22	venaient d'Afrique,
5	— de Sologne,
5	— de l'île de Corse,
2	— de Paris et des environs.

A très-peu d'exceptions près, elles remontaient toutes à une date ancienne, laquelle variait de trois mois à deux ans et plus.

La plupart avaient résisté au sulfate de quinine et aux préparations arsenicales, ou du moins n'avaient dû à l'emploi de ces moyens que des guérisons passagères bientôt suivies de récidives qui, chez quelques-uns, se comptaient par des chiffres très-élevés.

Presque tous ces malades portaient les signes d'une constitution profondément altérée; volume considérable de la rate et même du foie, teinte cachectique des téguments, bruits de souffle dans le cœur et dans les gros vaisseaux, dyspnée, infiltrations séreuses, hydropisies, etc., etc.

Il n'est pas inutile de remarquer qu'avant de les soumettre au nouveau traitement, les commissaires ont laissé ces malades se reposer quelques jours à l'hôpital, afin de mieux observer la marche de la fièvre : aux uns, on a administré des purgatifs, aux autres, des vomitifs ; et ce n'est qu'après s'être bien assuré que les accès persistaient dans toute leur intensité qu'on les a soumis à l'usage des pilules d'hydroferrocyanate de potasse et d'urée.

Et ce n'est pas seulement dans les hôpitaux de Paris qu'ont été prises ces précautions, garanties de la valeur des résultats obtenus ; la notice que je transcris ici, et qui a été fournie par un habile observateur, par le docteur Gromier, médecin de l'Hôtel-Dieu de Lyon, en donne une analyse plus complète encore.

Observations recueillies par **M.** *le docteur Gromier, médecin de l'Hôtel-Dieu de Lyon.*

« Dans les mois de septembre, octobre et novembre 1849, j'ai soumis 15 malades affectés de fièvres intermittentes à l'usage des pilules du docteur Baud. Presque tous ces malades étaient en traitement depuis quelque temps et avaient résisté à l'usage, soit du sulfate de quinine, soit des préparations arsenicales.

« Ils se répartissent ainsi :

Fièvres quartes. . . 2
—   tierces. . . 4
—   quotidiennes . 9

« Toutes ces expérimentations ont été faites sur des militaires appartenant à la garnison de Lyon et dans la salle qui m'avait été confiée à l'hôpital de la Charité.

« Les fièvres avaient été contractées dans diverses casernes de la ville ou dans les cantonnements à quelques lieues de la ville, et dans des pays qui ne sont point essentiellement marécageux ; une seule était compliquée d'un engorgement de la rate.

« Les fièvres intermittentes quotidiennes se sont présentées tantôt simples, tantôt composées, partielles ou compliquées de congestions cérébrales, d'embarras gastriques ou de dyssenteries.

« Les fièvres tierces ont été, l'une simple, les trois autres ont succédé à une affection rhumatismale aiguë, l'autre à une dyssenterie, la troisième à une pneumonie.

« Des deux fièvres quartes, l'une a commencé sous un type irrégulier, l'autre existait sous la forme double-quarte, avec deux accès de suite et un jour de repos.

« Des neuf fièvres intermittentes, cinq avaient été soumises à l'usage du sulfate de quinine, trois à celui de l'acide arsénieux, une seule n'avait pas subi de traitement.

« Une seule des fièvres tierces avait été attaquée par le sulfate de quinine.

« Une des fièvres quartes l'avait été par l'acide arsénieux, l'autre par un traitement complexe (quinine et acide arsénieux).

« Il est inutile d'ajouter que toutes les complications qui s'étaient présentées, pendant le cours de la fièvre ou avant son début, avaient subi un traitement rationnel, tantôt par la saignée ou une ou plusieurs applications de sangsues, tantôt, et le plus souvent, par les éméto-cathartique, l'ipécacuanha ou des sels neutres.

« Dans tous les cas qui ont été soumis à notre observation, un seul excepté, nous avons remarqué que les pilules du docteur Baud ont produit une modification profonde ; tantôt cette modification ne s'est fait remarquer que par une guérison complète, sans phénomènes perturbateurs ; mais le plus souvent nous avons vu paraître, dans les premiers jours, des accès d'une violence insolite, la fièvre changer de type, puis disparaître insensiblement au bout de trois, quatre ou cinq accès. Souvent aussi nous avons vu persister un léger frisson, surtout chez nos derniers malades, mais cela dépend certainement de ce que les pilules venant à nous manquer, nous n'avons pu poursuivre le traitement aussi longtemps que cela aurait été nécessaire.

« Nos malades étaient, en moyenne, depuis vingt-trois jours en traitement, les modifications que nous avons signalées ont été obtenues, en moyenne, en huit jours. C'est le terme moyen de notre traitement.

« Lorsque nous avons employé les pilules à doses modérées, nous n'avons rien obtenu, ou bien la guérison s'est déclarée insensiblement sans secousses et sans exacerbations ; lorsqu'au contraire nous avons porté le nombre des pilules à dix, douze, quinze par jour, nous avons obtenu presque toujours des accès beaucoup plus violents qu'avant l'administration du médicament, et ce n'est qu'après ces accès que l'amélioration s'est déclarée. Presque toujours alors, en même temps que la fièvre augmentait d'intensité, elle changeait de type : de tierce elle devenait quotidienne ou irrégulière, et finissait par des frissons qui se prolongeaient encore plusieurs jours de suite.

« Aucun de nos malades n'a eu à souffrir d'un pareil traitement ; un ou deux n'ont pas été guéris, mais l'état d'aucun n'a été aggravé ; il est même assez remarquable qu'ils subissaient avec plaisir la secousse organique qu'ils avaient à subir, et que presque tous me rendaient compte avec plaisir des sensations de bien-être qu'ils avaient senties au sortir de l'accès.

« Je n'ai pas encore assez de faits pour formuler mon opinion d'une manière précise sur ce nouveau mode de traitement de la fièvre intermittente ; mais, ne m'en rapportant aux observations que j'ai sous les yeux et à d'autres observations que j'ai faites dans le cours de l'été, et dont malheureusement je n'ai pas conservé l'original, il me semble que c'est une précieuse conquête à ajouter à celle du quinquina et de l'arsenic ; que le fébrifuge du docteur Baud a au moins autant de puissance que ces deux héroïques médicaments ; j'ose même espérer, d'après mes premiers essais, que dans beaucoup de cas il leur sera supérieur. Dans tous les cas, je ne doute pas que dans les fièvres intermittentes non paludéennes, puisque ce sont les seules que j'ai traitées dans le courant de cette année, la proposition que je viens d'énoncer ne se confirme entièrement. »

Quoi qu'il en soit, si nous cherchons les termes numériques des effets produits par le nouveau traitement, nous trouvons,

Pour les 160 faits antérieurs aux expériences de l'Académie :

Guérisons complètes. . 148
Effets heureux.. . . 5
Cas douteux. . . . 5
Insuccès.. 4
———
160

Pour les 50 faits tous plus ou moins invétérés et rebelles aux autres médications :

Guérisons complètes. . 24
Cas douteux.. . . . 2
Insuccès.. 4
———
50

Des quatre malades chez lesquels la fièvre a persisté, l'un avait pris sans succès le sulfate de quinine et l'acide arsénieux.

Un second, atteint d'une fièvre double-tierce, de date fort ancienne, portait une rate qui n'avait pas moins de vingt centimètres de hauteur ; il était soumis à une profonde débilitation et présentait un certain degré d'œdème et même d'ascite. Néanmoins le nouveau sel emporta, dès le second jour, l'un des deux accès, et modifia sensiblement l'autre, mais au huitième jour, la fièvre persistant encore, le malade demanda du sulfate de quinine, et ce que le nouveau fébrifuge avait commencé l'ancien l'acheva.

Les deux cas douteux sont de sujets qui ont interrompu leur traitement, l'un par caprice, l'autre pour affaires.

Sur 24 cas la guérison a eu lieu,

> 7 fois au premier accès,
> 8 fois au second,
> 6 fois au troisième,
> 5 fois au quatrième.
> ———
> 24

Tous les malades ont été retenus à l'hôpital ou suivis en ville pendant huit jours, quinze jours, trois semaines ; on n'a pas constaté de rechutes.

Au point de vue si intéressant des rechutes, la médication nouvelle semble promettre une remarquable supériorité sur l'ancienne ; en effet, sur ce nombre total de 190 malades, un tiers environ comptaient déjà un certain nombre de récidives rebelles au sulfate de quinine quand ils ont été soumis à l'usage du nouveau fébrifuge, et sur ce nombre à peine a-t-on signalé quelques cas isolés de retour des accès.

CHAPITRE III.

THÉRAPEUTIQUE ET MÉDICATION.

J'ai rarement donné l'hydroferrocyanate de potasse et
d'urée en nature, en raison de son amertume et des difficultés
de déglutition des substances pulvérulentes pour les malades en général. Je ne l'ai donné en solution que dans
quelques cas où j'ai été certain d'une prompte administration, car ce sel très-peu stable se décompose promptement sous l'influence combinée de la chaleur et de l'humidité.

Pour une plus parfaite conservation de ses caractères
chimiques tous solidaires de ses vertus thérapeutiques, et
pour en rendre le maniement plus simple, plus méthodique
en même temps que plus sûr, c'est presque toujours sous la
forme pilulaire qu'il a été employé, soit par mes confrères
de divers pays, soit par les membres de la commission
académique qui l'ont expérimenté dans les hôpitaux de
Paris ou dans leur clientèle privée. A tous les avantages
qui lui sont spéciaux, la forme pilulaire réunit encore les
avantages sans partager les inconvénients de la solution
aqueuse, car ce sel jouit de l'heureuse propriété de se
convertir en masse pilulaire par la simple addition d'un
peu de miel sans l'intervention d'aucune autre substance

étrangère, de telle sorte que les pilules ainsi préparées sont entièrement solubles dans l'eau froide et surtout dans l'eau légèrement chauffée, circonstance qui n'est pas à dédaigner dans les cas où la déglutition des pilules est difficile.

Ainsi donc, si la forme pilulaire est de toutes la moins sûre quand il s'agit du sulfate de quinine très-peu soluble, elle est de toutes la meilleure quand il s'agit du nouveau sel bien plus soluble que son aîné.

L'innocuité absolue de ce nouvel agent thérapeutique permet de l'employer à toutes doses, de mesurer l'instantanéité et la vigueur de l'attaque à l'urgence et à l'intensité du mal, la persistance de la médication à sa ténacité; cela étant admis, indiquons, en les puisant dans les observations que j'ai relatées au chapitre précédent, les doses auxquelles il est le plus ordinairement indiqué d'administrer ce sel.

La quantité moyenne de sel nécessaire pour la cure d'une fièvre d'accès est cinq grammes divisés en quarante pilules.

Dans certains cas il a suffi de dix pilules pour couper les accès, dans certains autres il a fallu en donner un bien plus grand nombre pour compléter la guérison.

Dans les fièvres courantes il faut prescrire au malade dix pilules par jour pendant quatre jours, telle est la règle la plus générale; mais mes confrères trouveront dans leur propre expérience l'initiative des nombreuses variétés de doses, de durée de la médication, etc., etc., que nécessiteront les diversités d'intensité, de ténacité, d'ancienneté des fièvres; ce que je puis dire ici de plus général c'est que, dans les cas rebelles :

1° Il y a plus d'avantage à rapprocher les doses qu'à les éparpiller sur un long temps;

2° Qu'une seule dose de vingt vaut mieux que quatre doses de cinq;

3° Que les doses données à peu de distance d'un accès ou à son début agissent seules ou du moins beaucoup plus efficacement que celles qu'on administre à distance;

4° Que dans les fièvres plus ou moins rebelles il faut interrompre d'abord les accès par une ou deux administrations de quinze à vingt pilules en un jour, puis rompre en quelque sorte l'habitude fébrile par des doses amoindries, soutenues pendant quelques jours.

Dans quel moment de la fièvre vaut-il le mieux faire prendre au malade le nouveau fébrifuge? Les quelques remarques qui précèdent font pressentir la réponse à cette question, je crois néanmoins utile de préciser davantage ce point essentiellement pratique.

Je l'ai déjà dit, bien différent en cela du sulfate de quinine qu'il est d'usage de prescrire à la plus grande distance possible du plus prochain accès, l'hydroferrocyanate de potasse et d'urée extrêmement soluble est absorbé et agit en quelque sorte sur-le-champ; essentiellement sédatif de l'éréthisme nerveux, loin de compliquer d'une excitation artificielle l'accès actuel, il a pour résultat immédiat d'atténuer et d'abréger cet accès, et pour résultat définitif d'en empêcher le retour. Loin donc qu'il y ait inconvénient à l'ordonner pendant l'évolution de l'accès fébrile, il y a au contraire l'heureuse possibilité de procurer au fébricitant un soulagement immédiat et une guérison plus prompte.

Si l'accès n'est plus attendu qu'après un jour ou deux jours d'intervalle, on a le choix entre deux modes de faire : ou bien prescrire tous les jours dix pilules aux mêmes heures, celles qui répondent à l'accès, ou bien laisser écouler sans prescription le jour ou les deux jours intercalaires, et se réserver d'ordonner, non plus dix, mais quinze ou vingt pilules le jour même de l'accès, un peu avant qu'il se manifeste et quand il a déjà commencé à se faire sentir. De ces deux méthodes je préfère la première dans les cas récents et vierges encore de récidives ; j'opte pour la seconde dans les cas plus anciens, plus rebelles, et surtout dans les fièvres quartes, dont nul n'ignore l'opiniâtreté.

Quel que soit d'ailleurs celui de ces modes que j'aie choisi ou que les circonstances m'aient forcé d'accepter, ou bien les premières doses de sel empêchent le retour de l'accès attendu, et pour plus de sûreté je continue pendant trois ou quatre jours encore l'usage des pilules à la dose de cinq ou six par jour ; ou bien l'accès est seulement diminué mais non empêché, et je me prémunis contre un second, contre un troisième, comme je l'avais fait pour le premier.

De ce que le nouvel agent thérapeutique que je propose comme succédané du sulfate de quinine est d'une complète innocuité à toutes doses, je me suis bien gardé de conclure que son administration dût être exempte de toute précaution ; de ce qu'il est d'une puissante efficacité fébrifuge, je n'en ai pas inféré qu'il dût affranchir la médication des fièvres de ses indications épiphénoménales.

Ainsi, dans les cas normaux de fièvres d'accès sans plus, je n'en recommande pas moins au malade de prendre le médicament à une certaine distance du repas qui suivra, à une distance plus grande encore du repas qui a précédé.

Si je parle ici de repas, c'est qu'en effet je suis bien loin de prescrire la diète uniformément aux fiévreux que je dirige ; l'état du tube digestif, le trop bref délai de l'intervalle apyrétique peuvent bien introduire incidemment l'indication de la diète ; mais je crois pouvoir conclure de mes observations à cet égard, 1° que le sujet est d'autant plus apte à éprouver un nouvel accès, accès plus intense, plus prolongé, qu'il est plus débilité ; 2° que rien ne dispose plus fatalement à la rechute, et même à la récidive, que l'état de dépression constitutionnelle créée par la fièvre, et entretenue par une alimentation insuffisante ; 3° que cet état livre, en quelque sorte, le sujet sans défense à l'invasion et à l'évolution des phénomènes organiques de l'époque chronique et, pour ainsi dire, constitutionnelle des fièvres, infiltrations et épanchements séreux, engorgements viscéraux, chloroses, etc., etc. Si donc je n'ai à me préoccuper d'autres indications que de celles de la fièvre d'accès en elle-même, je permets, je conseille même une bonne nourriture à mes fébricitants.

Dans les cas plus complexes, dans ceux où des épiphénomènes sont surajoutés aux phénomènes essentiels de la fièvre, d'une part, je choisis un mode d'administration du fébrifuge approprié à l'état des organes auxquels nous sommes habitués à confier l'absorption des substances médicamenteuses ; d'autre part, je combats, par les moyens usités, ceux de ces épiphénomènes qui présentent une importance individuelle, ceux dont la nature est telle, qu'ils ajoutent à l'intensité et à la ténacité de la fièvre ; ceux, en un mot, qui ne devront pas suivre nécessairement le sort de la maladie principale, ou qui ajoutent aux souffrances du malade, ou qui s'opposent à ce que l'antipériodique soit toléré et agisse.

Cette règle est si triviale, en quelque sorte, par sa banalité, que je crois inutile de la spécifier davantage, et si je lui donne place dans ce mémoire sommaire, c'est que je ne croirai jamais assez m'éloigner du voisinage des prôneurs de panacées. Je ne croirai non plus jamais blâmer assez ceux qui, le diagnostic fièvre intermittente une fois posé, répondent spécifique, et rentrent à l'instant même sous leur tente, dégagés de toute autre préoccupation.

Quand des fièvres intermittentes datant d'un temps plus ou moins long s'étaient, pour ainsi dire, invétérées, et avaient infligé à la constitution leurs stigmates, il ne m'a pas semblé que la *fièvre* présentât plus de résistance que dans les fièvres vierges ; seulement alors j'ai été instinctivement porté à forcer les doses, et j'ai combattu les suffusions séreuses, les engorgements viscéraux, l'alanguissement des fonctions générales, la chlorose fébrile, en un mot, par les amers, par les martiaux, par un bon régime, par le changement d'air, par les topiques fondants, par les ventouses sèches, par les douches froides, par tous les moyens généraux et locaux adaptés aux circonstances générales et locales.

C'est à ces précautions que je crus, dans le principe, devoir rapporter la bien moindre fréquence des rechutes que j'observais à la suite de l'administration du nouveau sel, qu'après la médication par le sulfate de quinine; mais j'ai bien plus souvent prescrit ces moyens qu'ils n'ont été employés par les malades, très-rétifs en général, ceux de la campagne surtout, aux soins dont l'urgence ne leur est pas brutalement signifiée par une maladie actuellement sentie.

J'ai donc eu, malgré moi, maintes occasions de me convaincre, et chez des malades antécédemment soumis à de nombreuses rechutes chaque fois combattues par le sulfate de quinine, et chez d'autres encore qui, une première fois guéris, traversaient indemnes des épidémies de rechutes, j'ai pu me convaincre, dis-je, que le nouveau fébrifuge guérit bien plus radicalement que le sel de quinquina.

L'expérience m'a appris à compter plus spécialement sur cette immunité de rechute chez ceux des fébricitants dont la maladie ne cède pas brusquement et d'emblée aux premières doses de mon fébrifuge, mais dont la guérison n'est obtenue qu'après un certain nombre d'accès graduellement décroissants.

Dans les occasions assez nombreuses où j'ai pu, pendant un temps assez long, attendre la rechute ou la récidive de fébricitants que j'avais guéris avec le nouveau sel, et qui portaient des hypertrophies de la rate, j'ai vu, à ma grande surprise, d'une part, la fièvre ne plus reparaître, d'autre part, la rate, livrée à elle-même, revenir lentement à son volume normal. Dois-je espérer qu'il en sera toujours ainsi, quand du moins la rate n'aura subi qu'une augmentation de volume exempte de toute transformation de tissus; et alors ne faudrait-il pas en conclure que ceux-là ont raison qui attribuent les engorgements spléniques aux accès fébriles, et non pas ceux-ci aux engorgements spléniques? Les observations précédentes m'ont conduit à lutter, par des doses fractionnées d'hydroferrocyanate de potasse et d'urée, contre les probabilités de la rechute, ou même de la récidive; j'ai évité l'une et l'autre, mis il est vrai de dire qu'elles n'ont pas moins été évitées dans les cas plus nombreux où ce moyen préventif n'a pas été mis en usage.

Quant à l'influence des types de fièvres sur leur curation, voici ce qu'il m'en a semblé : le type quotidien n'est pas tou·jours celui qui a cédé le plus nettement à la nouvelle médication spécifique, soit que, toute récente, la fièvre fût compliquée, ce qui lui est très-ordinaire, d'épiphénomènes qui en altéraient, pour ainsi dire, la pureté typique, soit que, beaucoup plus ancienne, elle fût une sorte de dégénérescence des types tierce ou quarte, dégénérescence qui indique, le plus souvent, les lésions organiques successivement développées mêlant leur influence à celle de la cause primitive pour donner une sorte de fièvre hybride, mi-partie essentielle, mi-partie symptomatique. — Telle n'est pas l'opinion généralement admise sur le degré de curabilité des différentes formes, je le sais ; mais ce n'est pas une théorie que j'expose, c'est un fait que j'indique, spécial peut-être à la médication spéciale dont je m'occupe.

Le type tierce, ou même double-tierce, conserve mieux la pureté d'origine paludéenne. Je l'ai trouvé d'une curabilité plus nette, plus franche, plus élémentaire, si je puis m'exprimer ainsi.

Enfin, tous les sujets que j'ai eu à traiter de fièvres quartes indiquaient une très-ancienne date à leur maladie, et de nombreuses tentatives infructueuses pour s'en débarrasser, et cependant, là encore plus nettement que dans les tierces, plus souvent que dans les quotidiennes, j'ai obtenu des guérisons rapides et définitives : il est vrai que, par l'entraînement des idées préconçues, et sous l'inspiration des antécédents, j'ai donné les plus fortes doses du sel, vingt-cinq, trente pilules, deux heures avant l'accès et à son début.

CHAPITRE IV.

ÉTUDE PHYSIOLOGICO-PATHOLOGIQUE.

Maintenant, si nous demandons à l'observation quels sont
es phénomènes immédiats, physiologiques en quelque sorte,
qui signalent l'action de ce nouveau sel sur l'économie, voici
du moins ce que j'ai observé et ce que je tiens, non comme
une notion absolue et complète, mais seulement comme élément d'une étude plus approfondie.

Dans la pluralité des cas, rien d'immédiatement appréciable
ne se fait observer sur la circulation ni sur l'innervation.
Après un temps variable de une à deux heures, l'action sédative se manifeste par les modifications du pouls, par la détente de l'innervation, par les sensations du malade qui ne
manque presque jamais d'exprimer un mieux être; cette
prise de position du fébrifuge est, en général, suivie d'une
crise précoce de sueur et, dans quelques cas isolés, de dévoie-
ment. Le malade arrive plus promptement, plus complétement au dénoûment de la scène pathologique qui vient de
s'accomplir, accès de fièvre ou de névralgie, ou de toute autre maladie intermittente ou rémittente ; le malade, dis-je,
éprouve et exprime plus de bien-être dans le présent, plus de
confiance pour l'avenir.

Au dire de quelques malades, car je n'ai jamais eu l'occasion de m'en assurer par mes propres yeux, l'accès de fièvre qui a suivi l'administration du médicament a présenté une intensité insolite, mais souvent alors il a été le dernier, et, chose singulière dans tous les cas où a eu lieu cette perversion de l'accès fébrile, les malades ont fait et exprimé la remarque qu'ils n'avaient été affectés ni de la même manière qu'à l'ordinaire, ni d'une façon aussi pénible. Cette particularité a été fort judicieusement signalée par le docteur Gromier, médecin de l'Hôtel-Dieu de Lyon, dans les quelques réflexions citées plus haut dont il accompagne un résumé d'observations recueillies dans son service.

Le nouvel agent thérapeutique agit exclusivement, ai-je dit, sur l'élément *fièvre* : à ce point même de l'étude analytique que je viens d'esquisser, la question, je l'avoue, reste encore bien complexe ; qu'est-ce que la fièvre, en effet ? Quelle est l'expression spécifique de cette entité qui se présente à l'observation, non comme un principe régénérateur distinct des phénomènes morbides qu'il détermine, mais comme une manifestation symptomatique traduite par des perturbations fonctionnelles, aussi variées que multiples ? Ce n'est pas en un tel opuscule, essentiellement destiné à la promulgation d'un nouveau mode de traitement, que j'entreprendrai l'étude proprement doctrinale de la nature, du siége, de l'étiologie des fièvres ; de telles questions méritent de longues et sérieuses études, et leur solution n'est pas de la nature de celles qui s'improvisent. Mais, si j'avais une opinion à exprimer, je dirais que la plus superficielle observation fait jaillir de toutes parts la conviction que la fièvre a son point de départ primitif dans un trouble fonctionnel du système nerveux cérébro-spinal, qu'elle appartient, en un mot, à la classe des *névroses*.

Cette base nosologique une fois admise, la plus vive lumière pénètre de partout dans l'obscure question de l'intermittence, les quelques propositions suivantes que je vais indiquer, seulement parce qu'elles ont une portée toute pratique, se présentent d'elles-mêmes à l'esprit.

Dans l'état physiologique, l'intermittence, ou, en d'autres termes, la succession du repos à l'action, et *vice versâ*, est le caractère essentiel des actes spéciaux au système nerveux cérébro-spinal. Nos besoins animaux, comme nos actes sensoriaux, comme nos fonctions cérébrales, sont soumis à des alternatives plus ou moins régulières d'activité et de repos, comme si la nature, avare de l'agent nerveux, en eût voulu économiser en nous la dépense, et astreindre nos organes à réparer par le repos la déperdition de ce précieux agent pour l'accomplissement d'actes dont aucun n'est indispensable à l'entretien de la vie.

Comment donc pourrait-il se faire que la fièvre ne fût pas essentiellement intermittente dans sa pureté primitive, si elle n'a pour instrument de sa manifestation que des appareils organiques incapables d'une action continue? ce n'est donc plus de sa forme intermittente qu'il faut demander un compte spécial à la fièvre, mais bien de sa forme continue dans les cas nombreux où elle la subit évidemment. Dans ce dernier cas, il faut forcément admettre que nos tissus recèlent en un point caché, et ne le montrent pas à nu, un agent morbide de nature à faire perdre son caractère original à la fièvre qu'il imite d'une manière continue.

A ce point de vue il devient aussi facile de comprendre pourquoi une commotion passagère du système nerveux par une subite et brusque impression de froid, par une chute d'un lieu élevé, par une forte et soudaine émotion, détermine une fièvre intermittente, qu'il est aisé de dire pourquoi un phlegmon provoque une fièvre continue.

A ce point de vue, il n'y a plus à se préoccuper de la corrélation non moins inexplicable en apparence que constante pour tous, de ces deux faits : émanations paludéennes, fièvres intermittentes ; il suffit d'admettre, et comment ne pas le faire, que les émanations des terrains marémateux sont capables d'agir comme causes d'incitation morbide du système nerveux cérébro-spinal, pour comprendre que, mises elles-mêmes en contact avec nos organes d'une manière intermittente, grâce à l'intermittence des circonstances favorables à leur expansion, elles ne peuvent manquer de favoriser la tendance de ce système nerveux aux affections intermittentes.

Disons, à cette occasion, qu'au terme d'émanations paludéennes, il serait plus vrai de substituer le terme émanations végétales. Combien peu de nos contrées rurales sont-elles, en effet, complétement exemptes des fièvres périodiques de l'été et de l'automne, et cependant toutes ne présentent pas des amas d'eaux stagnantes, tandis que toutes étalent à la surface du sol ou recèlent dans leur sein, incessamment fouillé par les instruments du travail agricole, de nombreuses matières végétales en décomposition.

De là, sans doute, une abondante source de maladies, mais là aussi une précieuse cause de spécificité d'une foule d'affections morbides. Entre les endémies intermittentes de nos campagnes et les endémies continues de nos grands centres de population, entre les fièvres d'émanations végétales et celles d'émanations animales, si je puis m'exprimer ainsi, entre les fièvres rémittentes et les fièvres typhoïques, l'avantage n'est certes pas du côté des grandes accumulations de populations; ici la maladie épuise les forces vitales sans trêve ni merci, là elle leur laisse des intervalles de repos et de réparation. Et que de considérations sociales et philosophiques ne fournirait pas cette étude; mais là n'est pas le lieu de leur développement, bornons-nous au champ, si intéressant d'ailleurs, d'études et d'applications médicales que nous offre cette généralisation de l'idée d'intermittence.

Ainsi donc, la périodicité est le caractère spécifique des affections qui ont pour organe l'appareil nerveux cérébro-spinal, depuis la fièvre intermittente la plus simple jusqu'à l'épilepsie essentielle la plus grave, depuis le spasme le plus fugitif jusqu'à la névralgie la plus douloureuse, depuis l'accès fébrile isolé de la peur jusqu'aux accès successifs de certaines lésions cérébrales.

Ainsi la périodicité est le fait du mode spécial d'action sur nos organes des émanations végétales accumulées dans l'atmosphère, et, importante conséquence médicale, soit qu'il tire son origine de la première de ces deux circonstances, soit qu'il ait été introduit par l'intervention de la seconde dans une maladie primitivement continue ou irrégulière, le rhythme de l'intermittence devient dès lors le guide sûr d'une médication jusque-là incertaine ou impuissante.

Les bornes de ce travail sommaire ne me permettent pas de donner tout leur développement à ces appréciations nosologiques que je vais très-sommairement aussi retrouver dans les quelques réflexions que je consacrerai plus bas à l'étude pratique des divers groupes de fièvres ; je tiens seulement à signaler à mes confrères les vastes ressources thérapeutiques que leur ouvrirait l'expérimentation dans ce sens du nouvel agent thérapeutique, dont je les convie à fouiller avec moi les propriétés. Je tiens surtout à leur exposer les titres auxquels j'ai tenté l'emploi de l'hydroferrocyanate de potasse et d'urée dans des cas qui n'étaient ni des fièvres, ni des névralgies paludéennes, cas très-divers en apparence et qui pourtant viennent naturellement se grouper côte à côte dans la famille nosologique que j'ai composée, non avec des idées préconçues, mais avec les matériaux recueillis dans une attentive observation des faits.

Cette famille semblerait, au premier coup d'œil, justiciable du sulfate de quinine non moins que du nouvel antipériodique; mais, je ne saurais trop le répéter, le sel du quinquina, tonique, nerveux, énergique, n'est jamais d'un emploi indifférent : entre sa prescription et l'indication souvent très-précise que l'on veut remplir, se dressent des contre-indications qu'il n'est toujours pas prudent d'outrepasser, tandis que le frébrifuge que j'étudie spécialement, sédatif de l'éréthisme nerveux, et par suite puissant incitateur des crises terminales, peut être tenté dans tous ces cas avec une sécurité beaucoup plus complète.

Avant d'abandonner cette féconde et intéressante étude de l'intermittence, que je n'ai certes pas la prétention d'épuiser, je veux encore, en raison de l'intérêt pratique qu'elle présente, soumettre aux réflexions de mes confrères une proposition fondée, comme les précédentes, sur l'observation.

Les sujets qui ont, une première fois, été atteints d'une fièvre paludéenne, alors surtout qu'ils l'ont subie un certain temps, portent avec eux longtemps, sinon toujours, au milieu des circonstances extérieures les plus étrangères à une nouvelle intoxication marémateuse, une aptitude toute particulière à la contractation de nouvelles affections intermittentes et à l'intervention de la périodicité dans leurs maladies les plus diverses. Mais, singularité bien plus remarquable encore, l'habitation d'un pays habituellement soumis aux influences paludéennes suffit, dans quelques cas, pour imprimer cette aptitude spéciale, sans même que le sujet ait jamais eu de fièvres d'accès pendant tout le temps qu'a duré son séjour au sein des influences paludéennes. Certes, il serait difficile d'invoquer les lenteurs de l'incubation dans les cas de ce genre, où des mois, des années, se sont écoulés entre l'imprégnation et la première manifestation d'une affection intermittente, dans ceux surtout où cette disposition morbide spéciale s'est manifestée, non pas seulement une première fois, mais à des époques diverses très-éloignées et toujours dans des conditions tout à fait indépendantes d'une intoxication actuelle. Ce fait peut-il s'expliquer par la tendance reconnue du système nerveux à la répétition des mêmes actes, par les lois de l'habitude en un mot? Je ne sais; mais, quelle qu'en soit l'explication, le fait est constant, il peut fournir de précieux éléments de diagnostic et se reproduit plus souvent peut-être qu'on ne le pense au sein même de Paris, de la ville où règnent le plus rarement les influences paludéennes. Je pourrais citer trois cas de mort par fièvre pernicieuse méconnue, chez des personnes dont les habitudes et les antécédents me sont présents, et qui toutes trois se trouvaient dans le cas spécial que je viens de signaler ; toutes trois avaient passé la plus grande partie de leur vie dans des pays soumis aux endémies palu-déennes, ou allaient tous les ans passer la belle saison dans ces mêmes conditions.

Je ne puis résister au désir de citer ici avec quelques détails un exemple frappant de la particularité étiologique qui m'occupe. Mes confrères, en faveur de son importance, voudront bien me pardonner la part que prennent à ce choix d'observations mon affection paternelle et mon amour-propre professionnel :

Au 1er novembre de l'année 1848, quand depuis deux mois seulement nous avions cessé d'habiter le bourg de Méudon pour nous fixer à Paris, mon petit garçon, alors âgé de deux ans et demi, très-fortement constitué et jouissant habituellement d'une bonne santé, fut pris brusquement d'un froid très-intense et de vomissements au milieu d'un dîner, pendant lequel il avait déployé sa gaieté et son entrain ordinaires. Aux vomissements vinrent se joindre des selles diarrhéiques très-fétides et très-copieuses. Je fus effrayé, et cherchai à me rassurer par l'idée d'une indigestion. L'enfant, chaudement couché, prit quelques gorgées de thé mêlé de tilleul. Il resta jusqu'à minuit soumis aux symptômes alarmants que je viens de décrire avec un pouls petit, concentré, une teinte légèrement cyanique de la peau, et une perte complète de l'intelligence. Vers minuit, une réaction énergique s'opéra : peau brûlante, pouls vif, dur, accéléré, soif incessante, regard fixe et brillant, soubresauts des tendons. jactitation extrême, cris évidemment hydroencéphaliques, délire aigu.

Dès le début de cette seconde série de symptômes, je n'hésitai plus : quatre sangsues furent appliquées aux apophyses mastoïdes, et nous en fîmes soigneusement saigner les piqûres jusqu'au lendemain matin. La fièvre perdit alors sensiblement de son intensité, les symptômes cérébraux perdirent parallèlement une grande partie de leur acuité. M. Blache, médecin de l'hôpital des Enfants, dont j'allai implorer les conseils, prescrivit un bain tiède, quelques prises très-fractionnées de calomel, et peut-être une nouvelle application de sangsues : nous continuâmes à maintenir sur le front du petit malade des compresses imbibées d'eau vinaigrée.

Le calomel provoqua des vomissements dès la seconde prise de un centigramme, force me fut d'y renoncer. Le petit malade ne put être tenu dans le bain que pendant quelques minutes, tant il manifestait de souffrances aiguës au plus léger attouchement.

De toute la journée il ne nous reconnut pas, mais son délire resta calme ; les crises hydroencéphaliques de la nuit précédente avaient cessé, le pouls était beaucoup moins dur et beaucoup moins accéléré. Le soir, à la même heure que la veille, la fièvre reprit subitement toute son intensité, des cris évidemment méningiens se firent entendre de nouveau, les pupilles se contractèrent très-énergiquement. Le petit malade, d'un caractère habituellement très-doux et très-aimant, cherchait à nous mordre, sa mère et moi, quand nous étions à sa portée. La tête était invinciblement inclinée et fixée sur l'épaule droite, les yeux convulsés vers la racine du nez.

La nuit fut perdue en vains efforts pour faire mordre de nouvelles sangsues.

Le lendemain matin, sans l'intervention d'aucun moyen énergique capable de la produire, une nouvelle rémission eut lieu comme la veille. Mon parti fut pris dès ce moment et communiqué à M. Blache, à qui je fis observer que mon enfant, né à Meudon, pays essentiellement paludéen, avait depuis peu cessé d'y habiter. M. Blache approuva ma manière de voir. Le soir même de ce jour, en tout semblable au précédent, je fis prendre à mon enfant six décigrammes de sel en quatre pilules, depuis deux heures de l'après-midi jusqu'à six heures du soir.

A ma grande joie, la nuit resta plus calme que n'avait été la journée elle-même.

Une légère diaphorèse, la mollesse du pouls, indiquaient une détente crisiaque. Vers le matin, le petit malade reconnut sa grand'mère, et en quelques heures il récupéra successivement la parfaite intégrité de ses facultés intellectuelles. M. Blache m'exprima sa satisfaction en même temps que son étonnement d'un pareil résultat. Quatre pilules à prendre aux mêmes heures que la veille, et de plus bain entier et lavement purgatif avant midi.

A dater de cette troisième nuit, la fièvre avait perdu la majeure partie de son intensité, l'enfant dormit assez paisiblement, et ne s'éveilla que pour demander à boire ; la transpiration devint de plus en plus abondante.

Trois pilules encore dans l'après-midi. Pendant les cinq jours suivants, mon enfant ne présenta plus aucuns symptômes inquiétants, et il ne conserva de tous ces symptômes graves que j'ai décrits qu'une légère accélération du pouls et des sueurs nocturnes ; seulement le strabisme en dedans persista de manière à me préoccuper vivement, et en même temps que lui la contracture des muscles de la région cervicale postérieure portée à un tel point, que la tête, invinciblement retenue en arrière sur la colonne dorsale, ne pouvait se mouvoir que dans le sens latéral, et toujours avec beaucoup de douleur ; un gonflement douloureux parcourut successivement les articulations des membres supérieurs et inférieurs.

A dater du dixième jour seulement la convalescence fut franchement établie par la cessation de cette seconde série symptomatique.

Novembre 1849. — L'application de la même idée sur la tendance en quelque sorte originelle des maladies de mon enfant à revêtir le caractère intermittent ou rémittent, la circonstance adjuvante d'une épidémie actuelle de fièvre paludéenne dans le département de la Creuse que nous habitons aujourd'hui, m'ont encore dirigé dans les circonstances suivantes vers un résultat non moins remarquable et dont je garde un non moins précieux souvenir.

Le soir d'une journée tout à fait normale, le même enfant fut pris en se couchant de quintes de toux qui ne tardèrent pas à offrir les caractères de la toux croupale et à s'accompagner de fièvre, de jactitation, de sibilence, d'accélération de la respiration, de difficultés et de douleurs à la déglutition des boissons.

L'inspection attentive quoique difficile de l'arrière-gorge ne me fait rien découvrir d'anormal sinon peut-être une légère injection de la muqueuse ; tentatives infructueuses pour se procurer des sangsues. La nuit se passe ainsi en vains efforts, et au retour du jour tous ces symptômes alarmants se calment comme par enchantement.

Soixante grammes de sirop d'ipéca : quelques vomissements muqueux.

L'enfant est pâle, il garde volontiers le lit, mais dans l'après-midi il demande à se lever et semble avoir repris toute sa gaieté, toute sa bonne santé habituelle.

La nuit suivante mêmes symptômes et aux mêmes heures que la nuit d'avant, mais d'une intensité plus grande encore.

La même inspiration me vint que dans le cas précédent, et je promis une guérison prompte et assurée à la mère alarmée du petit malade : six pilules données en trois fois à une heure d'intervalle chaque fois constituèrent tout le traitement ; une légère sueur commença à s'établir vers deux heures de la nuit, et à dater de ce moment la rémission eut lieu prompte et complète.

Six pilules le jour suivant, guérison définitive sans convalescence.

Ce dernier fait, outre les réflexions desquelles je l'ai rapproché, m'en a suggéré d'autres encore qui n'ont pas atteint la maturité d'une longue recherche pratique et expérimentale, mais qui réunissent des éléments assez nombreux de probabilité pour que je n'hésite pas à en proposer l'étude et l'expérimentation à mes confrères.

Combien tous n'avons-nous pas observé, ou lu, ou entendu

raconter de faits de croup sans productions pseudomembraneuses, faits qui se présentent presque toujours dans des circonstances et sous une forme identiques, ayant avec celui que je viens de raconter une complète analogie : appareil symptomatique caractéristique de l'angine croupale; mais fièvre consécutive au lieu d'être primitive et peu en rapport avec le degré d'intensité des désordres de la respiration; mais intermittence des accidents qui cessent ou diminuent beaucoup le jour pour reparaître la nuit avec une gravité successivement croissante; mais absence complète de toute production couenneuse, soit dans la région pharyngo-laryngienne, soit sur aucun autre point des téguments internes ou externes.

Evidemment cet appareil morbide, beaucoup plus fréquent que n'aiment à le reconnaître les médecins et les parents, dont les uns sont plus abrités par l'idée du croup, dont les autres y trouvent plus de raisons de se réjouir s'il y a succès, plus de raisons d'accuser la fatalité s'il y a insuccès, évidemment, dis-je, l'expression de cet état pathologique est plutôt celle d'une affection spasmodique des organes respiratoires et spécialement du larynx que celle du véritable croup, de l'angine inflammatoire ou de l'angine pseudomembraneuse.

Or, si c'est là véritablement un spasme, quoi d'étonnant qu'il revête le rhythme intermittent au point de vue où nous nous sommes posés dans l'étude de l'intermittence ! et si nous admettons qu'il s'agit d'une névrose intermittente, fût-elle simplement rémittente, semblât-elle même continue, est-il si impossible d'espérer que l'expérimentation de mon nouvel agent thérapeutique multipliera les succès du genre de celui que je viens de rapporter? Pour y espérer, cette première expérience n'eût-elle pas ouvert la voie, qu'il suffirait de mettre en regard de la maladie que je viens de décrire les propriétés thérapeutiques que l'observation a assignées à mon nouveau sel. Quel intéressant sujet d'étude pour le médecin avide d'étendre sa sphère d'activité ! Quelle consolante perspective pour la sollicitude des familles sans cesse tenue en alerte par la cruelle menace du croup, suspendue comme une autre épée de Damoclès sur la tête des tendres et frêles objets de leur tendresse.

Ainsi donc à d'autres modes de traitement le domaine exclusif du croup couenneux; mais à celui que je préconise une large part dans le traitement du spasme laryngo-trachéale, de toutes les formes celle peut-être qui ne se présente pas le moins fréquemment sous les apparences symptomatiques du croup !

Je vais maintenant, dans une courte analyse toute pratique, chercher l'application de ces idées sur la nature et le traitement des affections intermittentes ou rémittentes qui s'éloignent en apparence des caractères spécifiques de la fièvre intermittente légitime : fièvres rémittentes, fièvres larvées, fièvres mixtes, fièvres pernicieuses, fièvres névroses et névralgies.

CHAPITRE V.

APPLICATIONS THÉRAPEUTIQUES.

I. Fièvres rémittentes.

Les fièvres rémittentes, au point de vue de leur traitement par le nouvel agent thérapeutique que je propose, me semblent devoir être classées en deux groupes bien distincts. L'un de ces groupes a un cachet original qu'il est impossible de méconnaître. La fièvre est bien évidemment d'une constitution intermittente, essentielle, si l'on veut ; elle se compose bien d'alternatives de froid, de chaleur et de détente sudorale ; mais, l'accès accompli, la fièvre n'est pas complète, et un nouvel accès a lieu sans qu'un intervalle apyrétique le sépare du précédent, resté en quelque sorte inachevé. Subintrante ou nettement rémittente, cette fièvre, dont le diagnostic s'éclaire toujours d'ailleurs des enseignements de la constitution médicale coïncidente, se guérit très-bien par le nouveau sel, dont l'administration n'exige pas du tout la condition d'une époque apyrétique. Seulement le groupe que j'étudie est déjà entaché d'un certain degré de promiscuité avec les pyrexies symptomatiques, et le traitement a besoin déjà de faire aux indications épiphénoménales une part bien plus large que dans les fièvres réglées.

Le second groupe se mêle et se perd de plus en plus dans la famille voisine, dans celle des fièvres symptomatiques. A ce point de jonction, surgit un orageux conflit de systèmes, en même temps qu'un admirable point de vue de philosophie médicale ; mais de telles études sont trop au-dessus de ma portée : je me bornerai à poursuivre, à travers les phénomènes complexes de ce groupe, où gît peut-être la pierre philosophale de notre art et le mot de l'énigme de notre science, je chercherai, dis-je, la part qui appartient à l'intermittence, et, par conséquent, le rôle qui convient à la médication dont je m'occupe. A Paris, la ville de France la plus exempte de toute influence marémateuse, les fièvres dites continues, les fièvres typhoïdes, si l'on veut, ont une origine plus spécialement organique, une marche plus franchement continue, une évolution plus manifestement incoercible, l'élément fièvre est plus étroitement lié aux autres éléments de la maladie, entre les uns et les autres il existe une plus intime solidarité, quel que soit d'ailleurs leur rôle respectif de cause et d'effet, ou plutôt quelle que soit l'importance relative de leur connexité avec l'élément générateur de la maladie. A Paris donc, la fièvre continue peut bien présenter des exacerbations successives, mais rarement elle affecte la marche franchement rémittente.

Dans nos campagnes, au contraire, les fièvres continues, bien moins entachées que celles des grandes villes de l'élément typhoïque, bien plus empreintes du cachet marémateux, présentent, à première vue, des caractères frappants de ressemblance avec les fièvres d'accès ; on ne saurait dire de qui elles tiennent le plus, de celles-ci ou des fièvres typhoïdes ; pour peu même qu'elles y soient sollicitées par l'influence d'une constitution paludéenne, qui les a précédées, ou qui même se déclare quand elles ont déjà accompli une partie de leur évolution, on les voit passer avec empressement sous cette nouvelle bannière : rémittentes dès l'origine, ou rémittentes lors de cette espèce de conversion, elles ne conservent plus que le si-

mulacre de la prédominance organique qui caractérise les fièvres bilieuses, inflammatoires, nerveuses, etc., et, pour tout
médecin qui sait lever ce masque, leur curation devient alors
bien plus facile, devient certaine, puis-je dire, de très-incer-
taine qu'elle était. Elles sont devenues justiciables de l'agent
antipériodique, alors même que celui-ci est le sulfate de quinine, et avec bien plus de certitude encore quand il est l'*hydroferrocyanate de potasse et d'urée*, pour les raisons que j'ai
déjà exposées.

Il me resterait à poser les indications thérapeutiques spéciales au groupe que je viens de décrire ; mais je me bornerai à ces notions générales, dont l'application se présentera
facilement à l'esprit de ceux de mes confrères qui voudront
tenter une expérimentation non moins séduisante au point de
vue scientifique qu'au point de vue du but que nous nous
proposons tout d'abord : la guérison des malades ; je veux
seulement rappeler brièvement un fait type ; en quelque
sorte :

M. X... était venu, pendant l'été de 1846, se reposer au
château de Villebon, avec toute sa famille, des fatigues d'une
œuvre littéraire qui lui avait coûté deux années de travail.
Grand et bien musclé, mais doué d'un tempérament lympha-
tico-nerveux, il fut pris, dès le second jour de son installa-
tion à la campagne, d'une violente fièvre précédée de la subite aggravation d'une céphalalgie qui l'avait tourmenté pendant les derniers jours de son séjour à Paris. Dès le soir même
de cette invasion, la céphalalgie était intolérable, l'intelligence
perturbée, les mouvements brusques et en quelque sorte convulsifs ; il y eut, pendant la nuit, des épistaxis, des vomissements bilieux et des selles diarrhéiques infectes. A dater du
second jour, le délire était continu et furieux ; les saignées,
les sangsues, les purgatifs, le musc, je tentai tout sans aucun résultat. Les exacerbations nocturnes prirent un caractère de plus en plus alarmant, le ventre se ballonna, les dents
devinrent fuligineuses ; des syncopes se déclarèrent de plus

en plus prolongées. Nous étions à la veille du septième jour, et je craignais, pour le lendemain, une catastrophe qui me semblait inévitable. Un espoir me traversa pourtant l'esprit : j'avais été appelé, le jour même, dans les environs de Villebon, pour plusieurs cas récents de fièvres intermittentes ; je communiquai ma réflexion à la femme du malade ; je lui recommandai de ne pas perdre de vue un seul instant son mari, et de me dépêcher en toute hâte un exprès si elle surprenait chez lui un frisson ou de la sueur. La nuit même eut lieu ce frisson tant attendu ; je n'avais alors que le sulfate de quinine ; je me hâtai de le donner à la dose de deux grammes dans les douze heures, et ce septième jour tant redouté fut la date de la guérison ; tout ce formidable appareil de symptômes disparut avec une rapidité qui m'étonna autant qu'elle me rendit heureux ; si j'avais eu alors à ma disposition le sel dont je ne m'occupai que quelques mois plus tard, je l'aurais administré sans hésiter, et sans doute la guérison aurait été plus précoce.

II. — Fièvres symptomatiques.

Il paraît être surprenant de lire un tel titre à propos de la curabilité des fièvres par un nouvel agent antipériodique, je me hâte donc, avant toute controverse doctrinale, d'exposer brièvement deux faits types qui démontrent catégoriquement jusqu'où vont mes espérances et où elles s'arrêtent.

1° Un enfant de six ans, appartenant à des jardiniers de la commune de Sèvres, fait une chute sur la tête. Après cinq jours, pendant lesquels le jeune sujet a été plus morose, moins joueur qu'à l'ordinaire, il éprouva un frisson suivi de chaleur d'élévation du pouls, de céphalalgie, de quelques vomissements muqueux, et vers la fin de la nuit d'une sueur assez abondante qui ramena le calme sinon une complète apyréxie. Jusqu'au soir du second jour rien de particulier, sinon un peu de chaleur à la peau, une légère accélération du pouls et de l'abattement. Le soir, scène pathologique en tout semblable à celle de la veille. De nombreuses fièvres paludéennes régnaient à cette époque dans la contrée, les parents ne rappelaient en quelque sorte que pour mémoire l'accident arrivé à leur enfant, et qui n'avait laissé d'ailleurs aucune trace apparente. Je fis prendre au petit malade cinq décigrammes du sel fébrifuge à dater du troisième jour. Les accès cessèrent d'avoir lieu dès le premier jour de cette médication, et jusqu'au septième jour je crus à une guérison dont je trouvais seulement la convalescence imparfaite.

Des phénomènes convulsifs se manifestèrent brusquement, et quelques heures plus tard l'enfant mourait, rendant par les narines du pus qui provenait évidemment d'un abcès formé à la base du crâne.

2° Penny, jardinier, âgé de vingt-huit ans, blond, grand et bien musclé, rentre le soir d'une journée de travail au soleil, la peau recouverte d'une éruption générale et confluente d'énormes papules d'un rouge pampre dont les intervalles sont eux-mêmes d'un rouge très-vif. Une forte fièvre s'allume pendant la nuit, et le malade est pris de démangeaisons brutales générales, de vives douleurs à l'épigastre et de vomissements bilieux incessants ; pendant trois jours l'état du malade resta à peu près tel que je viens de le décrire, seulement je remarquai que la fièvre perdait la plus grande part de son intensité pendant le jour, et que, parallèlement en quelque sorte, l'éruption urticaire se dépouillait à un certain degré de ses caractères d'acuité ; les papules étaient moins érigées, moins colorées, les démangeaisons moins insupportables, les vomissements seuls et les douleurs épigastriques restaient à peu de chose près dans le même état. C'était en 1846 pendant un été fiévreux. Je donnai le sulfate de quinine en lavement à la dose de deux grammes depuis le matin jusqu'au soir du quatrième jour. Fièvre et inflammation aiguë de la peau, tout avait disparu le lendemain.

Suis-je dans le vrai si je conclus de ces deux faits et d'autres analogues :

1° Que, même alors qu'elle est symptomatique d'une inflammation ou de tout autre travail pathologique localisé, la fièvre peut encore revêtir le caractère franchement intermittent ou seulement rémittent ;

2° Qu'à dater de cette transformation deux nuances bien distinctes se présentent :

Ou bien la lésion locale primitive était importante, par sa nature, par son étendue, par son siége, par l'espèce de modification qu'elle imprime aux tissus par les produits pathologiques auxquels elle a donné naissance, et alors la forme intermittente de la fièvre n'est que surajoutée sans influence sur le fond : on a pour ainsi dire sous les yeux une fièvre symptomatique marchant de concert avec une fièvre paludéenne dont elle adopte jusqu'à un certain point les allures. Celle-ci peut cesser ou être analytiquement supprimée sans que celle-là interrompe sa marche plus franche, seulement désormais degrevée de tout le surcroît d'appareil morbide qui était non de son fait, mais celui de la fièvre paludéenne.

Ou bien la lésion locale primitive était bien moins capitale par son essence pathologique, par son siége, par son degré de développement ; elle était d'une nature beaucoup moins fixe, beaucoup plus mobile, plus nomade en quelque sorte et exempte des productions ou des transformations pathologiques de la forme précédente ; et la conversion de la fièvre symptomatique peut être complète, tellement complète, que faire cesser l'une c'est guérir l'autre, ou plutôt c'est faire avorter le travail morbide local dont l'autre n'était que l'effet symptomatique.

Ainsi, pour concentrer en un seul exemple les deux nuances que je viens de chercher à faire ressortir : un phlegmon déterminé par une violence extérieure n'en est encore qu'à sa période de congestion capillaire et de gonflement du tissu cellulaire, il a tout au plus déjà atteint l'époque de l'exsudation séreuse intersticielle. La fièvre symptomatique à laquelle il donne lieu subit à l'improviste, sous l'influence d'une constitution paludéenne en vigueur, la transformation que j'ai décrite pour l'avoir observée. La médication spécifique dont la fièvre est devenue dès lors justiciable, emportera-t-elle le fond de la maladie en même temps que la forme? Jusqu'à ces limites, je crois pouvoir répondre oui, mais par delà il n'en est plus ainsi : que le tissu cellulaire se soit transformé en organe sécréteur du pus, que la sécrétion purulente ait déjà baigné les mailles de ce tissu, que surtout elle ait commencé à s'y creuser un foyer, tout le parti que peut tirer le médecin de la transformation fébrile qui n'en reste pas moins possible c'est de faire cesser une complication en dirigeant contre elle les moyens spécifiques.

Si ce spécifique était pour moi le sulfate de quinine, ma médication n'aurait pas dans ce cas la certitude de mon diagnostic. En calculant ce que cet agent, éminemment tonique, excitant, devrait, avant de donner son résultat, ajouter de surcroît à l'intensité du travail phlogistique, qui fait le fond de la maladie, je pourrais bien être conduit à répéter son secours par l'inspiration *primum non nocere*. Mais, je le répète, le spécifique auquel j'ai recours est, au contraire, essentiellement sédatif; il peut bien échouer dans ce cas, mais il ne peut faire courir le risque d'aggraver la maladie principale.

III. — Fièvres pernicieuses.

Si je range ici cette classe de fièvres, qui semblerait devoir plus naturellement être comprise dans la famille pure des intermittentes, c'est que la majeure partie des réflexions que m'a suggérées la famille précédente peuvent leur être appliquées ; en effet, les cas peu nombreux qu'il m'a été permis d'observer, et dont je donne plus bas la relation, peuvent s'analyser aiusi, trois cas :

Premier cas. — Fièvre pernicieuse, algide ; interruption des accès par le sel fébrifuge ; convalescence incomplète grâce à la persistance d'un état cérébral organique ; évolution consécutive de la lésion cérébrale ; mort.

Deuxième cas. — Inflammation pulmonaire en voie de résolution ; explosion subite d'accès pernicieux ; soustraction des accès par le spécifique ; guérison.

Troisième cas. — Accès pernicieux signalé spécialement par la symptomatologie complète de l'inflammation pulmonaire ; guérison par la seule influence du spécifique.

Qu'est-ce donc que la fièvre pernicieuse ? Question trop vaste, trop théorique, pour que j'entreprenne de la résoudre, mais question qui mérite une solution au point de vue pratique. Or voici les idées élémentaires que m'ont fournies mes études pratiques restreintes, et qui me serviront de point de départ pour de plus complètes études.

La fièvre intermittente est pernicieuse quand une lésion viscérale, grave par elle-même, coïncide avec l'évolution paludéenne, soit qu'elle résulte d'une même éclosion pathologique, produite alors par l'intensité, en quelque sorte exubérante de la cause ; soit qu'elle ait été consécutivement engendrée par l'action spécialement perturbatrice d'un accès fébrile spécialement intense ; soit enfin qu'elle préexistât à l'état de prédisposition ou d'évolution aux manifestations symptomatiques de la fièvre.

Ces trois catégories me semblent renfermer sur tous ses aspect la médication des fièvres pernicieuses ; on y retrouve la part qu'il convient de faire à la médication spécifique et celle qui revient à la médication des symptômes.

Dans toutes trois, sans exception, l'indication essentielle fondamentale est celle de l'agent antipériodique appliqué à haute dose, en raison de l'intensité du danger, donné au plus vite en raison de la rapidité de sa marche ; et ici surtout je ne puis m'empêcher de remarquer que le fébrifuge que j'étudie a d'incontestables avantages sur le sulfate de quinine : celui, entre autres, de pouvoir être administré sans aucune arrière-pensée, alors même que le diagnostic est encore incertain à une époque où le médecin attend encore de nouvelles révélations pour se résoudre à employer le sel de quinquina, ajournement qui a coûté la vie à plus d'un malade, ajournement qui, chez une foule, a permis aux lésions viscérales de passer de l'époque congestive à l'époque organique.

Cela admis, quelle est la part à faire dans chacune d'elles au traitement des symptômes? Toute la difficulté se réduit, en quelque sorte, à une question de vitesse relative entre le fébrifuge et le ou les symptômes à combattre. Ainsi, qu'elle soit contemporaine de la fièvre, ou qu'elle l'ait précédé, ou qu'elle lui succède, la congestion d'un viscère important sera combattue par les évacuations sanguines, d'urgence, pour ainsi dire, si c'est au sulfate de quinine qu'on doit avoir recours, parce que son action fébrifuge est lente à se manifes ter, parce que son activité s'exercera d'abord au détriment de l'état viscéral avant de modifier l'élément fièvre; si c'est au contraire de mon nouvel agent fébrifuge qu'on veut se servir, cette urgence est bien moins démontrée, parce que son administration peut être immédiate, parce que, en raison de son extrême solubilité, son absorption est prompte, et sa manifestation d'activité bien plus précoce; mais qu'il s'agisse d'inflammations, d'hémorragies, d'épanchements, etc., au lieu de simples phénomènes congestifs, les deux fébriques, le premier surtout, doivent être appuyés de la coopération des moyens appropriés avec cette nuance dans leur choix ou dans leur dosage ; qu'on se propose pour but non un traite-ment à fond, mais seulement un traitement transitoire destiné à arriver sans encombre jusqu'au moment de l'apyrexie. Quant aux lésions viscérales qui préexistaient à la fièvre, quant à celles qui n'ont pu cesser instantanément avec elle, parce qu'elles étaient arrivées à l'époque organique, il va sans dire qu'elles exigent un traitement approprié.

IV. — Névralgies.

Par leur nature même et par leur rhythme, ces affections deviennent doublement justiciables de la médication nouvelle que je me suis donné la tâche de promulguer.

Parmi elles celles-là seules à peu près cèdent au sulfate de quinine, qui présentent le type intermittent régulier, surtout quand il est d'origine paludéenne, et même quand il reconnaît une autre cause.

Toutes, au contraire, appellent l'hydroferrocyanate de potasse et d'urée à titre de sédatif spécial de l'éréthisme nerveux, quand elles sont seulement continues, exacerbantes ou périodiques irrégulières ; à titre d'antipériodique, quand elles sont franchement périodiques régulières.

Je l'ai déjà dit à propos des fièvres, je le répète *à fortiori*, à propos des névroses et des névralgies : la périodicité régulière ou irrégulière, complète ou imparfaite, est le rhythme essentiel des fonctions pathologiques du système nerveux cérébro-spinal, comme il est celui des fonctions normales de ce même système. Les névralgies essentielles peuvent bien se montrer plus souvent intermittentes régulières dans les circonstances d'intoxication paludéenne, plus souvent exacerbantes irrégulières dans les circonstances opposées ; mais, je le répète, plus ou moins nette et manifeste, la périodicité n'en reste pas moins le caractère typique des affections nerveuses locales et générales, perturbatrices des fonctions de sensibilité ou perturbatrices des fonctions spéciales, névralgies ou névroses.

Dans cette famille de maladies, la continuité de la manifestation pathologique est donc une irrégularité, l'indice d'une complication épiphénoménale, la preuve certaine que cette continuité étrangère à la névrose ou à la névralgie elle-même ne peut être que du fait de la déviation de la marche normale de l'affection par l'action continue d'une cause étrangère. Ainsi, pour citer en deux mots un exemple, la névralgie faciale essentielle est de sa nature périodique régulière, mais elle cesse de l'être et peut même devenir purement continue si elle reconnaît pour cause une inflammation de l'une des bronches du trifacial, la présence dans la bouche d'une dent malade, etc., etc. De même toute autre névralgie ou névrose de l'un des organes innervés par l'axe cérébro-spinal. Ceci admis, je n'ai plus à dire que peu de mots du traitement spécial de ces affections par le nouvel agent thérapeutique, il est contenu tout entier à l'article du traitement des fièvres, et je me bornerai à donner ici, comme exemple, deux observations choisies entre un bien plus grand nombre contenues dans mon Mémoire à l'Académie, ou qui m'ont été communiquées par plusieurs confrères.

PREMIER CAS. — *Névralgie intermittente paludéenne.*

M. Noël, concierge de nuit au château de Meudon, fut pris de crises névralgiques très-violentes, qui se renouvelèrent pendant plusieurs jours à la même heure. Les douleurs étaient ressenties par le patient sur le trajet des divers faisceaux de la portion faciale gauche de la cinquième paire.

Une dent cariée et douloureuse fut d'abord extraite, mais sans qu'il en résultât aucune modification dans la marche ni dans l'intensité de la névralgie.

Les crises douloureuses débutaient toujours par un très-fort frisson. La commune de Meudon était soumise, en ce temps même, à une épidémie paludéenne, je prescrivis au malade trente-deux pilules d'hydroferrocyanate d'urée en quatre jours : quatre une heure avant l'accès et quatre à son début.

La guérison fut complète dès le second jour.

Dᴇᴜxɪᴇᴍᴇ ᴄᴀs. — *Névralgic périodique non paludéenne.*

Un journaliste, habitant Paris, depuis longtemps affecté d'une extrême débilité nerveuse par suite de travaux litté-raires excessifs, était, depuis près de deux années, tourmenté par des crises nocturnes de névralgies faciales, que n'avaient en rien amendé ni l'extraction d'une dent, ni l'emploi des narcotiques les plus énergiques.

Quand je vis le malade, il existait encore dans sa bouche une dent cariée et fort douloureuse ; mais l'extraction en fut remise à plus tard, et dès le soir même je conseillai de prendre dix pilules de mon nouveau sel, quelques moments avant le commencement présumé de la crise.

Celle-ci fut presque complétement évitée et le malade dormit toute la nuit, ce qui ne lui était pas arrivé depuis long-temps.

Le même traitement fut continué pendant quatre jours encore ; dès la seconde administration, toute crise avait cessé, et ce ne fut que longtemps après que le malade, sur mes instances, se décida à l'extraction de sa dent.

V. — Névroses.

Comme exemple de *névroses*, je me bornerai à citer les deux faits suivants dans lesquels il est difficile de ne pas reconnaître les principaux caractères de l'*épilepsie essentielle.*

Le petit garçon et la petite fille de l'un de nos littérateurs les plus distingués, sujet lui-même pendant sa vie à des accidents nerveux variés et bizarres, étaient, depuis leur naissance (ils avaient l'un trois ans, l'autre quatre), soumis à des crises périodiques de plus en plus rapprochées, et plus graves surtout chez le petit garçon.

Ces crises, dans les derniers mois, s'étaient reproduites tous les quinze jours. Dans la dernière, dont je fus témoin, le petit garçon resta trois jours sans reprendre connaissance, les dents serrées, la bouche écumeuse, les yeux convulsés, le tronc et les membres violemment agités à des intervalles très-rapprochés par de brusques contractions. Pendant ces scènes désolantes, le cœur battait avec un désordre tumultueux impossible à analyser, la face prenait une teinte bleuâtre très-intense, une salive sanguinolente qui baignait les lèvres indiquait que la langue avait été déchirée par les dents; j'employai les antispasmodiques les plus énergiques pour obtenir la cessation de cette longue et grave attaque, et je soumis pendant deux mois cet enfant et sa sœur au traitement par le nouvel agent thérapeutique. Matin et soir chacun de ces enfants dut prendre deux pilules d'hydroferrocyanate de potasse et d'urée.

La mère est venue me remercier dix mois plus tard, car j'avais cessé de pouvoir surveiller ces deux intéressants sujets ; elle m'a annoncé, dans les termes de la plus vive reconnaissance, que depuis qu'ils ont fait usage de ces pilules ses enfants n'ont plus éprouvé de crises.

A mes confrères maintenant à juger si je suis dans le vrai en tirant de cette dissertation sommaire les conclusions suivantes :

Il existe une grande famille nosologique, dont les nombreux groupes, doués en apparence de physionomies étrangères entre elles, caractérisés au premier coup d'œil par des manifestations symptomatiques sans analogie entre elles, n'en ont pas moins une origine commune, un mode identique de perturbations fonctionnelles et une commune expression rhythmique qui les rend tous justiciables d'une seule et même indication thérapeutique qui peut se traduire par deux mots : sédation antipériodique.

Cette famille renferme les fièvres intermittentes, les fièvres rémittentes, les fièvres dites larvées, les névralgies, les névroses essentielles, les affections spasmodiques, toutes les maladies, en un mot, qui ont pour rhythme la périodicité soit régulière soit irrégulière.

L'indication essentielle à laquelle toutes font appel, la sédation et l'antipériodicité sont spécialement les titres thérapeutiques du nouveau sel que j'ai composé.

La théorie la plus logiquement déduite mène donc rationnellement à faire de ce nouveau sel le médicament spécial de toutes ces maladies.

Près de deux cents faits recueillis dans les conditions les plus diverses, dans les circonstances les plus significatives, par les autorités médicales les plus graves, sanctionnent de leurs certitudes expérimentales ces probabilités théoriques.

Des titres plus nombreux et plus sérieux légitimèrent-ils jamais l'adoption d'une œuvre nouvelle par la grande famille médicale, et cette question ne justifie-t-elle pas par son importance humanitaire, professionnelle et nationale le parti que je prends ici de franchir les limites restreintes de l'Académie pour convoquer un plus vaste jury?

De tels intérêts ne pourront manquer de donner de nombreux et zélés collaborateurs à une telle œuvre; j'attends donc de mes confrères les éléments d'une étude critique de nature à jeter sur cette innovation scientifique toutes les lumières et toute la divulgation auxquelles elle peut prétendre. Je recevrai avec reconnaissance toutes les communications que mes confrères voudront bien me faire à cet égard, et je me ferai un devoir d'appeler sur toutes le jour d'une publicité aussi générale et aussi complète que possible.

Rappelé à Bourganeuf, ma ville natale, par mes études spéciales et par mes affections, avant de quitter Paris, ne pouvant me résoudre à abandonner ainsi à des mains étrangères, inexpérimentées encore, le soin de préparer ce sel délicat, j'en ai confié la mission à l'un de nos chimistes les plus éminents, à M. Ossian Henry.

Sous de telles conditions d'une préparation toujours identique, non moins consciencieuse qu'habile, le nouvel agent thérapeutique donnera avec certitude, à mes confrères, des succès analogues à ceux rapportés dans mon travail académique, confirmés par les expérimentations de cette illustre société savante, et résumés dans ce court appel que je leur adresse avec confiance.

PIÈCES JUSTIFICATIVES.

Je crois devoir soumettre à l'attention de mes confrères les observations recueillies à l'hôpital Necker et à l'hôpital de la Pitié à Paris. Ces observations, entièrement conformes à celles que j'ai recueillies moi-même ou qui l'ont été par plusieurs autres médecins et que j'ai consignées dans le Mémoire que j'ai eu l'honneur d'adresser à l'Académie de médecine, paraîtront sans doute suffisantes à mes confrères pour les engager a essayer l'emploi de l'*hydroferrocyanate de potasse et d'urée*.

SERVICE DE M. SERRES, A LA PITIÉ, FAIT PAR M. BECQUEREL, MÉDECIN DU BUREAU CENTRAL.

M. Becquerel, chargé du service de M. Serres, ayant observé, dans des expériences faites avec l'acide arsénieux dans le but de couper les fièvres intermittentes, que souvent *le repos, un purgatif et un vomitif* ont suffi pour arrêter les accès de fièvres intermittentes, chacun des malades dont l'observation suit a été soumis à ce traitement préliminaire avant qu'on lui administrât l'hydroferrocyanate d'urée : ainsi, le premier jour le malade prenait un vomitif, le second jour un purgatif, gardait le lit pendant ce temps, et, si la fièvre n'était pas coupée, était ensuite soumis au traitement par l'hydroferrocyanate d'urée.

I.

Godin (Charles-Alphonse), âgé de dix-neuf ans, entré salle St-Athanas, n° 41, le 15 mars 1850, présentait les symptômes d'une *fièvre tierce* bien caractérisée.

Les accès reviennent tous les deux jours à une heure de l'après-midi et présentent dans leurs différentes stades une intensité notable.

Ce malade contracta cette fièvre en Corse il y a huit mois. Elle fut coupée quatre fois par le sulfate de quinine, et reparut au bout de quelques jours.

La rate est engorgée considérablement.

Le 20 mars, administration de 5 pilules avant l'accès, qui se manifeste seulement par du frisson.

Le 23, le 24, 5 pilules chaque jour sont encore données ; la fièvre ne reparaît plus.

II.

Salle St-Athanas, n° 2. Delaplace (Alexandre), cinquante ans, entré le 12 mars. *Fièvre quotidienne*, revenant à midi, contractée en Afrique, datant de deux mois.

Ce malade n'a jamais pris de sulfate de quinine.

La rate n'est point engorgée.

Le 15 et le 16 mars, administration de 10 pilules d'hydroferro-cyanate d'urée avant chaque accès.

La fièvre est complétement coupée à la seconde fois.

III.

Chanoine (Jacques), âgé de trente-deux ans, entré le 14 mars, salle St-Athanas, n° 39. *Fièvre quotidienne*, contractée dans l'Anjou après les affaires de juin 1848, coupée très-souvent par le sulfate de quinine, et revenant à chaque fois au bout d'un temps plus ou moins long.

Le 17 mars, 10 pilules sont données avant l'accès qui, au lieu de durer huit heures, se fait sentir seulement pendant cinq heures.

Le 18, 10 pilules ; le malade ressent seulement le frisson.

Les 20, 21 et 22, continuation du même traitement ; le malade a encore la conscience du moment où la fièvre doit venir par quelques frissons légers.

Le 25, la fièvre paraît avoir disparu complétement.

Mais le 4 avril le malade ressentit un accès complet; le 5 idem; nouvelle administration de 10 pilules qui coupent de nouveau la fièvre; le malade sort le 7 avril sans que la fièvre ait reparu.

IV.

Pernelle (François), âgé de trente ans, entré dans la salle St-Athanas, n° 29, le 10 mars. *Fièvre quotidienne*, datant de sept jours seulement. Mais ce malade a habité les colonies de 1838 à 1843, et, pendant tout le temps de son séjour dans ce pays, a été affecté de fièvres intermittentes. Depuis ce temps, elles ont été coupées un grand nombre de fois par le sulfate de quinine qui les faisait disparaître pour un temps plus ou moins long.

Le 13 mars, 10 pilules avec l'accès, qui disparaît, sauf le frisson.

Le 14, le 15, le 16, même traitement; disparition complète; le malade sort le 20 mars 1850.

V.

Larue (Alfred), dix-neuf ans, entré le 25 mars, salle St-Athanas, n° 18. *Fièvre tierce,* revenant à cinq heures du matin.

Ce malade a séjourné en Corse de mai 1849 à décembre de la même année, sans ressentir aucunement l'influence du climat. Ce n'est que trois mois après que la fièvre se déclara à Paris le 19 mars 1850. Le sulfate de quinine ne fut jamais administré.

La rate présente de haut en bas plus de 20 centimètres de diamètre.

Le 27 mars, 10 pilules sont données le soir; aucun changement dans l'accès.

Les 28, 29, 30, 31 mars, 1er et 2 avril, 10 pilules chaque soir. L'heure où doit arriver la fièvre est quelquefois avancée ou retardée, le frisson est plus ou moins long; mais en somme les accès subsistent avec toute leur intensité.

Les 3, 4 et 5 avril, la dose est doublée sans plus de succès.

Le malade demande à ce qu'on cesse le traitement.

Le 7 et le 8 avril, administration de   centigrammes de sulfate de quinine. L'accès qui a suivi a eu une intensité beaucoup moindre. Le retour de l'accès doit avoir lieu dans la nuit du 9 au 10 mars.

VI.

Duchêne (Pierre-Louis), vingt-deux ans, entré le 10 mars, salle

St-Athanas, n° 34. *Type tierce*, revenant à neuf heures du matin en avant d'une heure à chaque accès.

La rate est hypertrophiée.

Le 12 mars, 10 pilules sont administrées, l'accès suivant est diminué d'intensité et de durée.

Le 13 et le 14, nouvelles doses de 10 pilules chaque fois; l'accès suivant n'est pas revenu; on continue tous les deux jours pendant une semaine; disparition complète des accès.

VII.

Drindely (Charles), vingt ans, entré le 9 mars 1850, salle St-Athanas, n° 11. *Fièvre quarte.* Ce malade a contracté en Corse la fièvre quotidienne, qui l'a quitté à son retour en France au 1er janvier 1850. Il en fut repris le 20 janvier suivant; on lui administra le sulfate de quinine dans les premiers jours de février; la fièvre fut coupée, mais reparut quelques jours après avec le type quarte. Les accès duraient depuis six semaines lorsqu'on lui administra le médicament de M. Baud.

La première fois 10 pilules; l'accès a légèrement diminué d'intensité et de durée.

On laisse le malade sans lui rien faire prendre pendant l'intervalle de deux accès. Le second accès revient avec son intensité habituelle. Avant le troisième accès, nouvelle dose; la fièvre est moins forte.

Troisième administration de 15 pilules; diminution légère de l'intensité.

Quatrième administration de 40 pilules dissoutes dans l'eau; la durée de l'accès est diminuée de moitié.

Cinquième administration de 20 pilules; 10 autres le lendemain; 40 avant l'accès; aucun changement dans la durée de l'accès, ni dans son intensité.

On laisse le malade sans lui rien faire pendant quatre jours; l'accès revient avec la même intensité. Le 30 mars il sort de l'hôpital non guéri pour des affaires de famille.

VIII.

Gailly (Auguste), quarante ans, entré le 11 mars 1850, salle St-Athanas, n° 26. *Fièvre quotidienne.* Ce malade contracta à Tannerre (Nièvre) la fièvre quarte qui fut coupée trois fois par le sulfate de quinine, et qui revint chaque fois quelques jours après. Depuis trois mois les accès présentent une grande irrégularité, mais ils finissent par se régulariser vers le 8 mars, et la fièvre présente définitivement le type quotidien.

Le 23 mars, 15 pilules avant l'accès qui revient moins fort ; 10 pilules pendant chacun des jours qui suivent : diminution sensible dans la durée et l'intensité de l'accès.

Le 24 mars, 40 pilules dissoutes dans l'eau ; disparition complète de l'accès suivant.

Quatre jours après la fièvre n'a pas reparu, et le malade demande sa sortie.

IX.

Genty (Pierre-Alphonse), vingt-quatre ans, entré dans la salle St-Athanas, n° 2, le 20 mars 1850. *Fièvre double-tierce*, venant un jour à onze heures du matin, et un jour à une heure du soir. Contractée en Afrique, datant de huit mois, coupée plus de vingt fois par le sulfate de quinine, et revenant chaque fois au bout de trois à quatre jours.

Engorgement de la rate, qui présente 20 centimètres en hauteur. Le foie est également plus volumineux ; Ascite, œdème des jambes, teinte jaune de la peau, état cachectique poussé très-loin.

Le 24 mars, 20 pilules le matin ; l'accès qui devait avoir lieu à onze heures du matin a complétement manqué.

Le 25 mars, 10 pilules ; le second accès qui devait avoir lieu à une heure de l'après-midi n'est venu que le lendemain à une heure du matin.

Pendant les jours suivants l'apparition des accès présente une irrégularité extrême, mais bientôt ils reprennent leur intensité, malgré l'administration de 20 pilules chaque jour.

Sur la demande du malade on cesse l'administration des pilules d'hydroferrocyanate d'urée.

Le 6 avril, sulfate de quinine 1 gramme ; l'accès suivant ne se manifeste pas.

Le 7, 1 gramme sulfate de quinine.

Le 8 et le 9, sulfate de quinine 0,50 centigr. Les accès ne se montrent pas.

X.

Turpin (Rosalie), cinquante-cinq ans, entrée salle du Rosaire, n° 35, le 14 mars 1850. *Fièvre quotidienne*, paraissant à neuf heures du matin, datant de deux mois, contractée à Paris, rue de la Harpe. Rate peu hypertrophiée, mais douloureuse.

5

Le 16 mars, 10 pilules avant l'accès, diminution de sa durée.

Les 17, 18, 19 mars, 10 pilules chaque jour ; cessation complète de la fièvre qui n'a pas reparu. La malade sort le 28 mars 1850.

XI.

Hayot (Louise-Françoise), quarante-cinq ans, entrée le 23 mars, salle du Rosaire, n° 32. *Fièvre tierce*, contractée en Afrique, datant de dix mois ; le sulfate de quinine a été employé plus de trente fois, la fièvre revenait trois ou quatre jours après avoir été coupée.

Engorgement de la rate, qui est énorme et s'avance jusqu'à l'ombilic, foie douloureux, ascite, œdéme des membres inférieurs.

Le 25 mars, 12 pilules avant l'accès qui est diminué dans sa durée et dans son intensité.

Le 26, 12 pilules. La malade a à peine conscience du moment de l'accès.

Les 27, 28, 29 mars, 12 pilules chaque jour ; les accès manquent complétement.

Cette malade reste dans les salles sans que les accès se présentent de nouveau.

Le 4 avril, récidive ; l'accès revient encore le 6 avril ; nouvelle administration de 10 pilules qui enlèvent encore les accès. La malade est encore dans les salles.

Au résumé, toutes ces fièvres, excepté une seule, ont été contractées en Afrique, en Corse, en Anjou, en Sologne. (Une a été contractée à Paris. Observat. X.)

Tous les malades, sauf quelques exceptions, sont plus ou moins cachectiques. Elles datent toutes depuis plusieurs mois environ, et ont déjà été traitées par le sulfate de quinine auquel quelques-unes ont résisté, les autres en sont à la troisième ou quatrième récidive.

Sur onze observations trois insuccès (Observat. V, VII, IX.) (1).

---

(1) Toutes ces fièvres étaient anciennes.

Six de ces malades présentaient comme indices d'une altération profonde de l'organisme :

1° Un teinte cachectique de la face ;

2° Un émis de souffle au premier temps du cœur ;

Un émis de souffle intermittent dans les carotides ou constant dans les jugulaires ;

3° Des palpitations, un peu de dyspnée, un affaiblissement général.

Trois fois disposition aux hydropisies cachectiques (par diminution de l'albumine du sérum). (C'est dans deux de ces derniers cas que les insuccès ont eu lieu.)

A. BECQUEREL.

Parmi les fièvres qui ont été coupées, deux cas de récidive au bout de quelque temps ; l'hydroferrocyanate d'urée agit comme la première fois, et coupe de nouveau la fièvre. (Observ. III et XI.)

OBSERVATIONS RECUEILLIES A L'HÔPITAL NECKER, SERVICE DE M. BRICHETEAU, PRÉSIDENT DE L'ACADÉMIE DE MÉDECINE.

Fièvre quotidienne d'Afrique. Guérison après le troisième accès.

N° 7. *Salle Saint-Ferdinand.* — Entré le 15 mars 1850, venant d'Afrique, a la fièvre depuis six mois, a pris beaucoup de quinine en Afrique. Rentré en France depuis trois mois, la fièvre n'est revenue que depuis quinze jours ; elle vient tous les jours, d'abord à deux heures, puis à trois, et enfin, maintenant, à cinq heures du soir.

15 mars. L'accès vient à cinq heures du soir et débute par du frisson.

16 mars. Le malade prend 10 pilules (10 décigr.) ; l'accès vient comme la veille.

17 mars. Encore 10 pilules ; l'accès vient à cinq heures du soir, mais diminué.

18 mars. 5 pilules ; accès beaucoup moins fort, à six heures du soir, ne durant pas plus de vingt minutes, tandis que la fièvre durait ordinairement plus de trois heures.

19 mars. 15 pilules ; à cinq heures et demie un peu de frisson, mais presque rien.

20 mars. 5 pilules ; pas d'accès.

Sorti guéri le 22 mars, après quatre jours de suspension complète de la fièvre.

Fièvre intermittente tierce d'Afrique. Guérison dès le premier accès.

N° 16. *Salle Saint-Ferdinand.* — Entré à l'hôpital le 13 mars 1850, à neuf heures du matin. Il a la fièvre depuis six mois, prenait jusqu'à 1 gr. de sulfate de quinine, qui supprimait la fièvre pendant une dizaine de jours, mais elle revenait. Le 13, au moment de son

entrée, on lui fait prendre 15 pilules (15 décigr.), parce que l'accès
devait venir dans la journée ; la fièvre est tierce et est venue l'avant-
veille, c'est-à-dire le 11, et non la veille, le 12 mars ; l'accès ne se
produisit pas. On ordonne de nouveau 15 pilules.

Le 14, il les prend et n'a pas non plus d'accès ce jour-là. Sa fièvre
s'est donc trouvée coupée ici, dès le premier jour, avec 15 pilules. Il est important de faire observer, cependant, que le malade
dit avoir remarqué que, en Afrique, aussitôt qu'il quittait la localité
où il avait pris la fièvre, elle cessait, et qu'elle revenait aussitôt
qu'il y rentrait. Il a eu la fièvre à Marseille pendant huit jours de
suite ; il n'a pris aucun médicament, et elle a cessé d'elle-même à
Valence jusqu'à Paris, c'est-à dire pendant quatre jours. Elle est revenue le lendemain de son arrivée, c'est-à-dire le 7 mars. Depuis ce
jour, elle est venue régulièrement tous les deux jours, à dix heures
du matin.

Le 15 mars, il prend encore 5 pilules ; l'accès ne vient pas ; il en
est de même du 16 et du 17 . Depuis, les accès ne se sont pas repro-
duits, et il est sorti guéri le 22 mars.

Le 5 avril, ce malade est revenu à la consultation pour demander
encore quelques pilules, parce qu'il a eu quelques accès, mais très-
faibles.

Fièvre tierce d'Afrique. Guérison au second accès.

N° 21 *bis. Salle Saint-Ferdinand.* — Entré le 22 mars, ayant eu
la veille un accès très-fort.

Le 22 mars, il ne devait pas venir d'accès, et cependant, il en a eu
un plus léger.

23 mars. On ordonna 20 pilules (20 décigr.) pour le moment de
l'accès. Il est venu à neuf heures et demie, et, suivant le malade, il a
été diminué.

24 mars. Pas d'accès, pas de pilules.

25 mars. A deux heures et demie, pas encore d'accès, malaise ;
l'accès ne vient pas.

26 mars. Pas d'accès.

27 mars. Idem ; un peu de faiblesse vers les quatre heures du
soir.

28 mars. Pas d'accès.

Sorti le 29 mars, guéri depuis sept jours : la fièvre a été coupée
au second accès.

Fièvre tierce d'Afrique très-intense et très-rebelle. Guérison après un traitement prolongé.

N° 33. *Salle Saint-Ferdinand.* — Entré le 19 mars, depuis sept mois ce malade a la fièvre tous les deux jours.

20 mars. L'accès vient à neuf heures du matin; frisson très-intense et très-long; chaleur prolongée et forte ; peu de sueur. A cinq heures du soir on lui fait prendre 15 pilules.

21 mars. 15 pilules (15 décigr.), pas d'accès.

22 mars. Au moment de la visite, à neuf heures du matin, frisson très-intense. On donne une potion au moment même (15 décigr.). Le frisson est diminué par cette potion. Le malade dit qu'il a senti immédiatement une modification, et que l'accès a été bien moins intense que les jours précédents. Il a duré deux heures et demi.

23 mars. Pas d'accès.

24 mars. Frisson à huit heures du matin ; à 9 heures il est déjà terminé ; le malade a pris une potion (15 décigr.). A partir de ce moment, la fièvre a continué, mais faible jusqu'à trois heures du soir ; mais l'accès a été évidemment diminué à partir du moment où la potion a été prise, et le malade dit que cet accès est bien moins fort que les précédents.

26 mars. Accès à sept heures du matin, au lieu de neuf heures ; frisson pas très-fort; à neuf heures, il est en pleine chaleur. Il a pris à huit heures une potion (15 décigr.) et 10 pilules (10 décigr.) à neuf heures. L'accès est diminué et dure moins longtemps que les précédents.

27 mars. Pas d'accès, 20 pilules (20 décigr.) le soir.

28 mars. A six heures du matin, accès intense presque aussi fort que le premier, et plus que le précédent. A neuf heures, grande chaleur ; fin de l'accès à 2 heures. 10 pilules données seulement à midi.

29 mars. Pas d'accès, il prend 30 pilules (30 décigr.) et une potion (15 décigr.).

30 mars. A six heures du matin, frisson intense ; à la visite, chaleur ; pas de sueur; fin de l'accès à 10 heures. En résumé, accès assez intense. Après l'accès, il prend 10 pilules (15 décigr.) dans du café.

31 mars. Pas d'accès, pas de pilules.

1er avril. Une potion (15 décigr.) à six heures du matin ; l'accès ne vient pas; c'est la première fois que l'accès manque depuis qu'il est à l'hôpital.

2 avril. Pas d'accès, pas de pilules.

5 avril. L'accès ne vient pas ; c'est le second qui manque. Ni potion ni pilules.

4 avril. Pas d'accès.

5 avril. Idem ; il y a seulement quelques légers frissons insignifiants, à l'heure de la fièvre.

Le malade sort guéri le 5 avril.

Ce fait de guérison est très-remarquable, parce que la fièvre durait depuis très-longtemps, et que les accès étaient extrêmement intenses et les frissons assez forts pour faire trembler le lit.

Fièvre d'Afrique, d'abord tierce, puis quarte. Guérison au bout du cinquième accès.

N° 59. *Salle Saint-Ferdinand.* — Entré le 24 mars. La fièvre, qu i avait cessé en Afrique, a repris depuis qu'il est rentré en France, c'est-à-dire depuis huit jours. Il a eu un accès le 22, à une heure, et il doit en avoir un autre le 24.

24 mars. La fièvre vient après une heure. Frisson assez intense ; une potion (15 décigr.), accès diminué mais se continuant légèrement jusqu'à cinq heures.

25 mars. Nouvel accès plus fort que celui de la veille ; à midi, frisson qui a duré une heure et demie environ. Potion (15 décigr.), qui n'arrête pas la fièvre ; à trois heures, pouls très-fort et très-fréquent ; pas de sueur.

26 mars. Pas d'accès, une potion.

27 mars. Pas d'accès, rien pris.

28 mars. Un accès à midi aussi fort que le précédent ; plus de sueur ; dure jusqu'à trois heures.

29 mars. Pas d'accès, une demi-potion le soir.

50 mars. Il prend l'autre moitié de la potion ; il ne vient pas d'accès.

51 mars. Accès beaucoup moins fort à midi ; pas de frisson, une potion (15 décigr.).

1er avril. Vin de gentiane, pas d'accès.

2 avril. Pas d'accès.

5 avril. La fièvre revient à une heure, mais sans frisson ; chaleur encore à cinq heures.

4 et 5 avril. Pas d'accès.

6 avril. Une demi-potion (8 décigr.). Il vient à peine un semblant d'accès.

Sorti guéri le 7 avril.

*Fièvre intermittente quarte, contractée en Afrique il y a deux ans;
reprise de la fièvre après une cessation de neuf mois; guérison
après un traitement prolongé.*

N° 28. *Salle Saint-Ferdinand.* — Agé de trente-cinq ans, entré le
9 mars; atteint d'une fièvre intermittente quarte; ancien colon, revenu d'Afrique en 1848, a eu le choléra l'été dernier, et depuis neuf
mois n'avait pas eu de fièvre.

Elle est revenue le 4 mars, puis le 8, veille de son entrée à l'hôpital; à onze heures du soir, accès qui a duré toute la nuit. Pendant
toute la journée du 9 et du 10, il n'éprouve pas d'accès.

11 mars. A onze heures du matin, accès très-fort; on lui donne
5 pilules (5 décigr.) au moment du frisson, puis 5 autres (5 décigr.)
une heure après; la fièvre n'est pas arrêtée; le malade dit que son
accès est très-fort.

12 mars. Pas d'accès; on prescrit 15 pilules pour le 13 au soir, et
15 pilules pour le lendemain 14, jour où l'accès doit revenir.

13 mars. Pas d'accès; on lui fait prendre 15 pilules le soir, comme
c'était convenu.

14 mars. On lui fait prendre 15 autres pilules au moment de la
visite, pour l'accès qui doit venir dans la journée; la fièvre vient en
effet à onze heures et demie; frisson de trois quarts d'heure; fin de la
sueur et de l'accès à deux heures et demie; la fièvre a été forte, quoique peu longue.

16 mars. On prescrit 15 pilules (15 décigr.) pour le soir.

17 mars. Encore 15 pilules prises le matin; l'accès vient néanmoins à onze heures et demie et dure jusqu'à trois heures, malgré
les 50 pilules prises la veille et le jour.

18 et 19 mars. Pas d'accès.

20 mars. Malgré deux potions (50 décigr.), prises l'une la veille et
l'autre le matin, l'accès revient à onze heures; le frisson est moins
fort, mais la sueur est très-abondante; vers les trois heures, la fièvre
est à peu près terminée.

21 mars. Pas d'accès.

22 mars. Pas d'accès, pas de potion.

23 mars. Au moment de la visite, il avait déjà pris une potion et
demie (25 décigr.); on en ordonne une nouvelle (15 décigr.) pour le
moment de l'accès. L'accès vient, malgré cela, à midi, seulement le
malade trouve que l'accès a été plus faible qu'à l'ordinaire; le frisson
a duré trois quarts d'heure.

24 et 25 mars. Pas d'accès.

26 mars. Il prend le matin 10 pilules (10 décigr.); l'accès revient à la même heure, mais très-faible et très-court.

27 et 28 mars. Pas d'accès.

29 mars. Il ne prend rien; à onze heures et demie il éprouve un peu de frisson, mais qui se calme de suite.

Depuis ce moment on lui ordonne du vin de gentiane; le 30 et le 31, il n'éprouve rien; le 1er avril, vers midi, il éprouve un simple mal de tête, mais sans trace d'accès; le 4 avril, le même phénomène se produit à la même heure : le malade sue un peu et s'endort, et dit lui-même qu'il est guéri; le 5 et le 6, il n'éprouve absolument rien; le 7, il éprouve encore un léger malaise à l'heure où la fièvre venait, et enfin, le 8, il demande à sortir : il est guéri.

Fièvre tierce d'Afrique; guérison dès le second accès.

N° 25. Salle Saint-Ferdinand. — Entré le 19 mars; a eu la fièvre en Afrique, mais ne l'avait pas eue depuis le mois d'août dernier; elle est revenue il y a huit jours; elle vient tous les deux jours à sept heures du matin.

19 mars. Frisson à sept heures du matin, pas très-intense ni très-prolongé, mais la chaleur et la sueur se prolongent jusqu'à quatre heures du soir.

20 mars. Pas d'accès; 10 pilules (10 décigr.)

21 mars. L'accès devait venir à sept heures; à neuf heures quelques légers frissons; on lui donne deux potions (30 décigr.); l'accès ne continue pas.

22 mars. 10 pilules; l'accès ne vient pas du tout.

23 mars. Pas d'accès, pas de pilules.

24 et 25 mars. *Idem.*

Sorti le 27 mars, sans que la fièvre se soit reproduite. Elle a donc été coupée dès le second accès, alors que les quatre accès précédant son entrée à l'hôpital et celui qui eut lieu le jour même de son entrée avaient été très-forts et très-caractérisés.

Fièvre intermittente d'Afrique; un seul accès : 25 pilules (25 décig. de sel); guérison; sorti au bout de neuf jours.

N° 43. Salle Saint-Ferdinand. — Agé de quinze ans, mais très-petit et très-chétif; entré le 9 mars.

De retour à Paris depuis deux jours seulement; pendant tout le voyage il a eu la fièvre, qu'il a d'ailleurs eue pendant presque tout son séjour en Afrique ; elle cessait pendant quinze jours par l'emploi du sulfate de quinine, puis revenait.

Il ne l'a pas eue le 7 mars, mais il l'a eue le 8 vers les trois heures du soir, et le 9, jour de son entrée à l'hôpital, il a un accès à la même heure, mais sans frisson ; à quatre heures et demie, le pouls est fort et fréquent.

10 mars. Pas d'accès.

11 mars. Pas d'accès. — 12, 13, 14, pas d'accès.

Ainsi, en résumé, il n'a pas eu d'accès depuis qu'il est entré à l'hôpital, excepté le premier jour où la fièvre est venue un peu, mais très-faible.

On lui a donné 15 pilules, le troisième jour après son entrée, avant l'heure à laquelle on supposait que l'accès devait venir, parce que la fièvre paraissait quarte : il n'est pas venu d'accès ; doit-on l'attribuer aux pilules ou à la marche naturelle de la maladie ? Quoi qu'il en soit, il n'a pris en tout que 25 pilules, 10 un jour et 15 le second ; et, la fièvre n'étant pas revenue depuis, il est sorti de l'hôpital le 17 mars.

Fièvre quotidienne prise à Bercy ; guérison après le troisième accès.

N° 29 bis. *Salle Saint-Ferdinand.* — Entré le 26 mars.

26 mars. A dix heures du soir, frisson assez intense ; accès d'une heure et demie environ.

27 mars. 10 pilules à sept heures du soir ; pas beaucoup de frisson ; la fièvre dure deux heures.

28 mars. A sept heures du soir, accès faible, ne dure pas une heure ; 10 pilules à sept heures et demie.

29 mars. Pas d'accès ; il a pris une potion à six heures et demie du soir.

30, 31 mars et 1er avril. Pas d'accès ; vin de gentiane.

Depuis ce jour jusqu'au 8 avril, la fièvre ne s'est pas reproduite.

Je certifie que les douze faits ont été recueillis dans mon service et sous mes yeux par M. Jules Falret, mon interne, dont l'exactitude scrupuleuse est connue, et qu'ils sont rigoureusement conformes à la vérité.

BRICHETEAU.

15 avril 1850.

N° 9. *Salle Saint-Félix.* — Lithographe, 18 ans ; entré le 1er mars 1845.

Le malade est arrivé en Afrique en septembre 1848. En mai 1849, est atteint dans ce pays de fièvre intermittente quotidienne ; il la coupe avec quelques doses de sulfate de quinine ; mais elle revient bientôt, et, après plusieurs récidives, il quitte l'Afrique. Arrivé à Paris, il est repris par la même maladie, et, quelques jours avant son entrée, il éprouve trois accès de fièvre tierce ; alors il entre à l'hôpital : son teint est jaunâtre, du souffle existe aux carotides, et sa rate a dix-neuf centimètres dans son plus grand diamètre ; on le met au vin de quinquina, 60 grammes par jour.

11 mars. Il n'a point encore eu d'accès depuis son entrée.

12 mars. Céphalalgie au milieu du jour.

13 mars. Accès de fièvre bien caractérisé à midi.

14 mars. 60 centigrammes de sulfate de quinine. La plus grande partie est vomie.

15 mars. Vin de quinquina, 30 grammes ; fièvre à midi.

17 mars. Accès de fièvre encore ; on continue toujours le vin de quinquina, qu'on porte bientôt à 60 grammes. La fièvre disparaît pour quelque temps et la rate revient à peu près à ses dimensions normales. Cependant tous les jours, après le repas du soir, il éprouve une douleur au siége de cet organe, et cela pendant près de quinze jours ; un vésicatoire, appliqué sur la partie, fait disparaître ce symptôme.

4 avril. A dix heures du matin, accès de fièvre de six heures de durée ; deux heures de frisson, quatre heures de chaleur et de sueur.

5 avril. A onze heures du matin, accès comme la veille.

6 avril. On supprime le vin de quinquina ; à neuf heures et demie, accès de fièvre, une heure de frisson, trois heures de chaleur et de sueur.

7 avril. A neuf heures, fièvre, une heure de frisson et deux heures de chaleur et de sueur ; pendant l'accès, immédiatement après le frisson, on lui administre un gramme d'hydroferrocyanate d'urée en solution.

8 avril. Fièvre à huit heures, trois quarts d'heure de frisson, une heure et demie de chaleur et de sueur ; après le frisson, on lui administre un gramme d'hydroferrocyanate d'urée en solution ; un vomissement lui en fait rendre la moitié.

Le 9, le 10 et le 11, la fièvre manque ; on donne néanmoins tous ces jours un demi-gramme d'hydroferrocyanate d'urée, toujours en solution, puis on cesse. Le malade a donc pris trois grammes et demie d'hydroferrocyanate d'urée. Le malade n'a éprouvé aucun goût désagréable de l'administration du médicament ; ses urines se sont fortement foncées en couleur ; et, traitées par l'acide nitrique, elles ont donné une coloration vert poracé très-intense.

La fièvre a disparu pour quelque temps, mais le 17 avril, à dix heures du matin, nouvel accès, frisson, trois quarts d'heure, chaleur et sueur, deux heures.

19 avril. A onze heures, frisson d'une demi-heure sans chaleur, sueur.

CINQ OBSERVATIONS RECUEILLIES EN VILLE PAR M. BOUSQUET, MEMBRE DE L'ACADÉMIE DE MÉDECINE.

I.

Bonnier (François), dix-huit-ans, maçon, a contracté la fièvre le 10 mai 1849 à Meubec, département de l'Indre ; elle avait alors le type quotidien ; malgré l'usage du sulfate de quinine, la maladie persista sans interruption pendant cinq mois, c'est-à-dire jusqu'au mois d'octobre. Depuis cette époque jusqu'au mois de février 1850, Bonnier a continué à éprouver des accès de fièvre, beaucoup moins réguliers seulement que pendant l'été.

Il est arrivé à Paris le 20 février ; dans les premiers jours de mars, sa fièvre a reparu avec une intensité inusitée. Les accès commençaient tous les jours à dix heures et se prolongeaient jusqu'à dix heures de la nuit. Les frissons, très-forts au début de l'accès, ne cessaient complétement qu'à la fin du jour.

Mardi, 19 mars, nous avons été visiter ce malade dans un garni, situé Petite-Rue du Bac; il était midi, le malade était sous l'influence de son accès quotidien, commencé deux heures avant notre arrivée.

Rate notablement accrue de volume, teint cachectique.

Le malade prend 1,50 de sel en solution deux heures après le début de son accès ; il s'endort et, vers deux heures, il se lève sans fièvre. L'accès aurait dû se prolonger jusque dans la nuit.

La fièvre n'a plus reparu et le malade a pris 1 gramme de sel dans les trois jours suivants.

Ce malade est revenu nous voir une première fois huit jours après, une seconde fois après quinze jours; la guérison s'était maintenue. Un mal de tête, qu'il disait éprouver sans relâche depuis plusieurs mois, avait complétement disparu dès la troisième prise de sel.

II.

Eugène Théry, trente-quatre ans, bien constitué, est allé en Afrique le 30 octobre 1848. En septembre 1849, il a été pris d'une fièvre tierce très-intense, qui a été coupée, à quatre reprises différentes, par le sulfate de quinine, et a toujours récidivé. Toutefois, pendant les quatre mois qui ont précédé son retour en France, Théry semblait définitivement débarrassé de sa fièvre, grâce à une administration de sulfate de quinine à très-haute dose, administration qui avait provoqué de la surdité et divers phénomènes nerveux.

Rentré en France le 16 février 1850, il a été repris de fièvre le 5 mars ; elle avait au début le type tierce, puis elle a revêtu, après quelques accès, le type quotidien.

Théry a pris pendant six jours, dont trois à l'Hôtel-Dieu et trois au dehors, 50 centigrammes de sulfate de quinine, qui ont coupé la fièvre dès le second accès.

Dix jours après sa sortie de l'Hôtel-Dieu, Théry a été repris d'accès quotidiens débutant tous les jours à deux heures par un frisson très-intense et très-prolongé ; le malade a éprouvé six accès, de plus en plus longs et de plus en plus forts, avant de recourir à une nouvelle médication.

Le 2 avril, septième jour de sa fièvre, ce malade a pris 1 gramme du nouveau sel après son accès. Le lendemain, il a pris la même dose avant l'accès : celui-ci a eu lieu avec une intensité insolite, et il a été le dernier.

Théry a la rate notablement augmentée de volume, il a le teint jaune feuille morte.

6 avril. La guérison se maintient.

10 avril. Théry fait ses préparatifs de départ pour l'Afrique.

III.

Mademoiselle Elisa Goudart, quinze ans, est partie pour l'Afrique le 19 novembre 1848 ; sa santé n'a pas eu à souffrir pendant les huit premiers mois.

En septembre 1849, elle a été prise d'une fièvre à type irrégulier, alternativement tierce et quarte. A quatre reprises différentes, elle a pris du sulfate de quinine, et chaque fois elle a éprouvé une nouvelle rechute, après huit jours de suspension des accès.

Le 5 février 1850, jour de son départ, cette fièvre persistait encore. A son arrivée en France, elle a cessé trois jours.

Aujourd'hui, 7 avril, Elisa Goudard accuse, après une longue série d'accès quotidiens, deux derniers accès à type tierce, qui ont présenté une grande intensité, un frisson de une heure et demie de durée, du délire, des vomissements, etc.

La rate est sensiblement augmentée de volume ; le teint pâle, cachectique ; il existe un peu d'ascite. La menstruation est interrompue.

La malade attend un nouvel accès demain à huit heures ; elle prend ce soir et demain matin, quelques moments avant l'accès, 1 gramme d'hydroferrocyanate d'urée en solution.

8 avril. L'accès a lieu à l'heure ordinaire, le frisson est à peine senti, il y a une sueur plus abondante qu'à l'ordinaire.

9 avril. Le soir, avant de se coucher, la malade prend 1 gramme d'hydroferrocyanate de potasse et d'urée.

10 avril. Le matin à sept heures, nouvelle prise de 1 gramme de sel.

L'accès n'a pas lieu, la malade n'éprouve qu'un peu d'embarras dans la tête.

Depuis cette époque, plus d'accès ; la malade a repris en deux fois 1 gramme de sel.

16 avril. Elisa Goudard reprend des forces, son teint est bien meilleur.

IV.

Mademoiselle Constance, seize ans et demi, sœur de la précédente, est allée, avec sa famille, en Afrique aux mêmes dates et dans les mêmes circonstances. Elle a été prise de la fièvre huit jours avant sa sœur : ici le type tierce a prédominé. Le sulfate de quinine a été administré à six reprises différentes. La fièvre, récidivant sans relâche, a persisté même pendant le voyage ; cependant elle a disparu pendant trois semaines à son arrivée en France. Une nouvelle rechute a eu lieu, suivie d'une nouvelle interruption.

Au 1er avril dernier, elle s'est de nouveau déclarée avec le type tierce : les accès sont bien plus forts qu'en Afrique, dit la malade. Le frisson dure deux heures et demie ; toute boisson est rejetée ; la rate est augmentée de volume, le ventre proéminent à la région épigastrique ; le teint très-pâle.

La malade attend son accès demain, 8 avril, à neuf heures du matin. Ce soir et demain matin, 1 gramme de sel en solution.

8 avril. L'accès a lieu, mais avec peu de frisson et sans vomissements : il dure quatre heures au lieu de huit.

10 avril. Mademoiselle Constance a pris de nouveau, hier soir et ce matin, 2 grammes de sel.

La malade n'éprouve qu'un peu de malaise et de chaleur à l'heure de l'accès.

12 avril. Constance a pris encore 2 grammes de sel hier soir et ce matin ; très-léger malaise, de demi-heure à peine, à neuf heures.

Depuis ce jour, la fièvre ne s'est plus montrée.

Le 16 avril, nous avons vu Constance avec sa sœur ; sa santé générale s'est notablement améliorée.

V.

Ernest Bourgoin, âgé de dix ans, a suivi sa famille en Afrique le 12 novembre 1848. A neuf mois de là, il a été pris d'une fièvre quotidienne dont le frisson, d'une grande violence, prenait la forme convulsive et s'accompagnait de délire. Cette fièvre a persisté pendant quinze jours malgré l'usage plusieurs fois répété du sulfate de quinine. Après une interruption de dix jours elle s'est reproduite, et l'enfant est entré à l'hôpital, où il a été de nouveau traité par le sulfate de quinine. Après six semaines de ce traitement il a été renvoyé en France.

Le 25 mars dernier, il a été repris à Paris d'accès, d'abord tierces, puis bientôt quotidiens, qui n'ont été modifiés en rien par de nouvelles doses de sulfate de quinine..

Quand nous l'avons vu pour la première fois (6 avril) ses accès étaient en quelque sorte continus ; le frisson initial avait lieu avant que le stade de sueur du précédent accès fût terminé. Ce frisson très-violent durait de sept heures du matin jusqu'à onze heures.

Le jeune malade avait la teinte cachectique très-prononcée ; son ventre était distendu par une rate considérablement hypertrophiée ; il ne quittait plus le lit et accusait une faiblesse extrême.

Nous lui avons fait prendre pendant trois jours, et au début de l'accès, 1 gramme d'hydroferrocyanate en solution. Le troisième jour il n'a eu qu'un peu de sueur à l'heure ordinaire du début de son accès, et le quatrième jour il est resté levé toute la journée sans éprouver rien qui ressemble à un accès : vin de gentiane, bonne nourriture.

Après trois jours sans accès, le quatrième jour a été marqué, sinon par un retour de fièvre, au moins par quelques légers frissons et de la céphalalgie : nouvelle administration de 1 gramme de sel pendant trois jours.

La guérison s'est parfaitement maintenue depuis.

OBSERVATION RECUEILLIE A L'HÔPITAL NECKER, SERVICE DE
M. HERVEZ DE CHEGOUIN, PAR M. SACLIER, ÉLÈVE INTERNE.

Fièvre intermittente.

Le 15 mars 1850, est entré, salle St-Jean, n° 43, le nommé Jean-
Charles Parisot, âgé de dix-sept ans, monteur en cuivre, né à Paris.

Né de parents bien portants, et bien constitué lui-même, il n'avait
jamais été malade avant son départ pour l'Afrique le 16 septembre
1848. Mais lorsqu'il eut fait six mois de séjour dans une colonie agricole, il fut atteint d'une fièvre intermittente tierce, qui, après une
durée de huit jours, céda au sulfate de quinine.

Immédiatement survint une dyssenterie qui persista deux mois.

Enfin il revint en France où, depuis plus de six mois, il n'avait rien
éprouvé, lorsque vers le 15 janvier 1850 il eut un accés de fièvre qui
resta seul. Puis, vers le 15 février, se manifestérent deux accés avec
le type quarte suivis de l'accés avec le type tierce. Aujourd'hui
15 mars il accuse quinze accés quotidiens consécutifs.

L'accés débute chaque jour à onze heures du matin.

Le frisson est intense et dure une heure. La chaleur et la sueur
ont ensemble une durée égale à celle du frisson.

La rate offre à la percussion 12 centimètres d'étendue; la teinte
de la peau est caractéristique; point d'autres altérations reconnues.

Le 15 on donne à une heure et une heure avant l'accés 10 pilules
fébrifuges de M. Baud. Le frisson est beaucoup moins violent et
l'accès moins long.

Le 16, même prescription, accés le même que celui de la veille.

Le 17, 15 pilules; même durée de l'accés, mais diminution d'intensité.

Le 18, 20 pilules; sensation de froid dans la poitrine, mais ni frisson, ni chaleur, ni sueur.

Le 19, 10 pilules; sensation de froid un peu plus intense, pas de
chaleur, pas de sueur; céphalalgie.

Le 20, 20 pilules; pas de fièvre.

Le 21, 20 pilules.

Le 22, 10 pilules.

Le 23, rien, pas de fièvre.

Le malade exige sa sortie le 25, et promet de revenir s'il a de nouveaux accès.

P. Saclier, in. h. P.

Je suis assez sûr du soin et de l'attention de M. Saclier, mon élève interne, pour considérer comme exacte dans tous ses détails l'observation ci-dessus, quoique je fusse absent quand elle a été recueillie dans mon service.

Le 10 avril 1850.   Hervez de Chegouin.